秦伯未医学丛书

秦伯未 ◎ 著

内经知要浅解

中国健康传媒集团

中国医药科技出版社

内 容 提 要

　　本书是根据《内经知要》所摘录的《内经》原文，重新作了注解。在每节原文之下，列有语译、词解、体会、补充、备注、应用等项，特别是体会、应用两项，秦老以丰富的临床经验对《内经》的医疗理论和实际应用作了适当的联系，使内经理论更具临床指导意义，可供广大中医爱好者、中医从业者学习参考。

图书在版编目（CIP）数据

内经知要浅解 / 秦伯未著 . — 北京：中国医药科技出版社，2021.11
（秦伯未医学丛书）
ISBN 978-7-5214-2700-4

Ⅰ . ①内… Ⅱ . ①秦… Ⅲ . ①《内经》—研究 Ⅳ . ① R221

中国版本图书馆 CIP 数据核字（2021）第 185117 号

美术编辑　　陈君杞
版式设计　　也　在

出版　**中国健康传媒集团**｜中国医药科技出版社
地址　北京市海淀区文慧园北路甲 22 号
邮编　100082
电话　发行：010-62227427　邮购：010-62236938
网址　www.cmstp.com
规格　710 × 1000 mm ¹⁄₁₆
印张　11 ³⁄₄
字数　116 千字
版次　2021 年 11 月第 1 版
印次　2021 年 11 月第 1 次印刷
印刷　三河市万龙印装有限公司
经销　全国各地新华书店
书号　ISBN 978-7-5214-2700-4
定价　**36.00 元**

获取新书信息、投稿、为图书纠错，请扫码联系我们。

《秦伯未医学丛书》
编委会

著 秦伯未

辑 吴大真　王凤岐　王　雷　秦　棘

　　秦　淼　王　雪　范志霞

工作人员（按姓氏笔画排序）

丁志远　于　欣　马石征　王　雪

王　敏　王　雷　王凤岐　王丽丽

王晓曼　王博岩　孙增坤　杜　欣

李　宁　李　顺　李书辉　李剑颖

杨奇君　杨建宇　杨艳卓　吴大真

吴晓川　邱　浩　宋世昌　张　霆

张芳芳　陈丽云　范志霞　金芬芳

周毅萍　胡　蓉　秦　棘　秦　淼

郭新宇　谢静文

一

一九七〇年元月二十七日晚上八时，在北京东直门医院内科病房，一位头发苍白、骨瘦如柴、面色憔悴、生命垂危的老人，低微而深沉地说："人总是要死的，死也不怕，但未能把我对中医学习的得失经验全部留给后人，这是我终生的遗憾，希望你们……"老人的话音渐渐地消失，两目圆睁，心脏停止了跳动，含着无限的遗憾与世长辞。他，就是一代名医秦伯未，近代中医学史上的一颗璀璨的明星。

秦老曾任原卫生部中医顾问、北京中医学院（现北京中医药大学）院务委员会常务委员、中华医学会副会长、国家科委中药组组员、药典编辑委员会委员、农工民主党中央委员等职务，先后担任全国第二、三、四届政协委员。

秦老一生致力于中医事业，对中医学有精湛的造诣，为继承与发展中医学含辛茹苦，为培养和造就中医人才呕心沥血。他学识渊博，经验丰富，尤其擅长写作，在中医学近代史上留下了许多宝贵的著述，从早年集清代二十余名家之《清代名医医案精华》问世，到晚年医理精深的《谦斋医学讲稿》出版，共著书立说达六十余部，计千万字之巨。这些作品，既有继承前人余绪，又有发明古义，昭示后人；既有别出心裁之理论，又有实践依据之心得。在许多报纸杂志上还发表了大量的医文、史话、诗词、歌赋，甚至连《健康报》副刊上的《医林》《诊余闲话》等专栏名称，都出于他的建议。

二

秦老名之济，字伯未，号谦斋。生于一九〇一年农历六月初六日辰时，上海市上海县陈行镇（又名陈家行）人。

秦老因生于农历六月，正值江南仲夏，荷花盛开，故他一生酷爱荷花。曾著有许多吟荷颂荷的诗画作品，常以荷花的"出污泥而不染，一身洁净"自勉。他常告诫我们："做人要有人格，看病要有医德，贫莫贫于无才，贱莫贱于无志，缺此不可为良医。"他在《五十言怀》中写道："双梓婆娑认故乡，盈怀冰炭数回肠；已无亲养输财尽，尚有人来乞要忙。远世渐顽疑木石，齐民乏术课蚕桑；休论魏晋纷纭劫，空茸先庐锁夕阳。"一九八一年元月第九次再版的《中医入门》，即以淡雅的荷花为封面，意示对秦老的深切怀念。

一九六九年，秦老以风烛之年，抱病之身，孤独一人度过了在人世间的最后一个生日，在鼓楼大街首都照相馆留下了最后一张照片，所幸被保存下来。在照片的背面写着：一九六九年七月廿九日即农历己酉六月既望摄于鼓楼，谦斋时年六十有九。

三

秦老祖父笛桥，名乃歌，号又词，工诗辞古文，谦擅六法，以余事攻医，活人甚众，声誉颇隆。著有《读内经图》《玉瓶花馆丛稿》《俞曲园医学笔记》等。《清代名医医案精华》中的第十四家，即记其医案三十一篇。秦老父亲锡祺和伯父锡田，均精儒通医。秦老出此门庭，耳濡目染，影响所及，髫龄即读医书，《医学三字经》《药性赋》《脉诀》等启蒙书早已诵熟。并自幼酷爱文学，凡经史子集无所不览。及长就读于上海第三中学。一九一九年进入名医丁甘仁创办的上海中医专门学校深造，他勤奋学习，刻苦自励，每夜攻读，黄卷青灯，不敢稍懈，夜以继日，寒暑不辍，当时已蜚声校内，一九二三年以第二届第一名毕业。有道是"书山有路勤为径，学海无涯苦作舟"，自此奠定了他老人家一生从事中医事业的基础。他在中医领域内博览群书，考诸家之得失，排众说之纷纭，而尤致力于《内经》《难经》《伤寒论》《金匮要略》等经典著作，常以此四本书比为四子书（《论语》《孟子》《大学》《中庸》），他说："读书人不可不读四子书，中医不可不学《内》《难》、仲景之说，要学有渊源，根深蒂固，才不致成为头痛医头、脚痛医脚的医生。"他还说："不但要熟读、背熟，还要边读边记，勤于积累，积累的形式则宜灵活，要善于比较、鉴别、分类、归纳。"如上海中医书局一九二八年出版的《读内经记》及一九二九年出版的《内经类证》，即是秦老在多年大量的读书笔记基础上编著而成的。

秦老至晚年，仍时以深厚的感情回忆当年丁老先生的教诲，他常说："初学于丁师门下，丁老首先要求背诵《古文观止》中的二百二十篇文章，每天背一篇，天天如此，尤其是诸葛亮的《出师表》、陶渊明的《桃花源记》、苏轼的《前赤壁赋》与《后赤壁赋》等更是要求背得滚瓜烂熟，一气呵成，当时觉得乏味，却不料古文程度与日俱增，从此博览群书亦觉易也。"所以秦老也希望我们多学文史知识，努力提高文学修养，才能信步漫游于浩如烟海的书林之中。他曾说："专一地研讨医学可以掘出运河，而整个文学修养的提高，则有助于酿成江海。"

名师门下出高徒，与秦老同学者有程门雪、章次公、黄文东等，都成为中医学近代史上的耆宿。中华人民共和国成立前，人称秦伯未、程门雪、章次公为上海医界三杰。程老精《伤寒》之学，又推崇叶桂；章老善于本草，自有独到见解；秦老精于《内经》，有"秦内经"之美誉。

秦老又被誉为诗、词、书、画、金、石、医、药八绝。他早年即加入柳亚子创立的南社，有"南社提名最少年"句，三十岁时，有《秦伯未诗词集》，四十岁时增订补辑为《谦斋诗词集》七卷，凡三百四十又四首。此时大都为览物生感、寄情托意之作，如"人来佳处花为壁，风满东湖绿上亭""千丝新雨碧，一水夕阳深"等句，其长诗功力也深。秦老其书法赵之谦，比较工整，蝇头小楷浑匀流丽，非常可爱，行草不多，隶书推崇杨藐翁，原上海城隍庙大殿上的一副对联即他早年墨迹，笔力精神，跃然可见。绘画也颇见功力，善画梅、兰、竹、菊、荷，20世纪50年代，曾以周总理喜爱的梅、兰、海棠为题，画扇面相赠，不但得到周总理的称赞，而且周总理还以题词回赠，可惜这些珍品也在"文革"中被毁。其对金石铁笔也十分喜爱，20世纪30年代著有《谦斋自刻印》一卷，因是家藏版，流传不多。

秦老出师后，即悬壶诊病，同时在中医专门学校执教，一九二四年任江苏中医联合会编辑，后又创办新中医社，主编《中医世界》，一九二八年与杭州王一仁、苏州王慎轩等创办上海中国医学院于上海闸北老靶子路，初期自任教务，倾心治学，勤于著述，工作常无暇日，读书必至更深。教授方法是基础课先上大课，课后作业，亲自批改讲评，对语文基础差的另请语文教师补课。三年后，转入随师临诊，每晚集中讲授白天所诊病例，或提问学生，或组织讨论，并布置医案作业，批改后相互传阅，最后汇编成册，名曰《秦氏同门集》，与各地交流。其心血之倾注，非同一般，曾有句云："拼将热血勤浇灌，期卜他年一片红。"二十年间，培养学生不下五六千之众。一九三〇年秦氏同学会出版的《国医讲义》（包括《生理学》《药物学》《诊断学》《内科学》《妇科学》《幼科学》等六种）和上海中医书局出版的《实用中医学》（包括生理学、病理学、诊断学、药物学、处方学、治疗学、内科学、妇科学、外科学、幼科学、五官科学、花柳科学等十二个学科），就是在反复修改的教案及讲稿的基础上产生的。

一九三〇年于上海创办中医指导社，先后参加者不下千余人，来自全国各地，间有少数华侨。每月出版一期刊物，交流学术论著和临床经验，以及医学问题之解答，实为中医函授之先河，对推广中医起了相当大的作用。

一九三八年创办中医疗养院于上海连云路，又于沪西设立分院，任院长。病床百数十张，设有内、外、骨伤、妇、幼各科。并出版《中医疗养专刊》，深得医者及病家信仰。

秦老常以《礼记·学记》中的"学然后知不足，教然后知困"这句话来概括学与教之间的关系。他说许多不解之题是在同学提问的启发下，才得到解决的。直到晚年，他始终坚持在教学第一线，一九六一年以六十岁高龄而亲临讲台，还给我们这一级学生讲了《内科学》中的部分章节，说理透彻，循循善诱，足见其对中医教育事业的赤诚。

四

一九二九年，国民政府的第一次中央卫生委员会议，竟然通过了余云岫等的《废止旧医以扫除医事卫生之障碍案》的决议，提出"旧医一日不除……新医事业一日不能向上"的反动口号，并制定了废除中医的六条措施，强迫中医接受"训练"，禁止宣传中医并不准开办中医学校等，妄图一举消灭中医。消息传开，群情激愤，首先张赞臣以《医界春秋》名义向当时正在南京召开的国民党第三次全国代表大会发出驳斥取缔中医决议的通电，而后全国各地中医组织起来，公推代表在上海商议对策，于三月十七日在上海召开全国医药代表大会，秦老任大会秘书。会后组成了中医"请愿团"，直抵南京强烈要求国民政府取消该项议案。在全国中医界的抗议和人民大众的支持下，国民党当局不得不宣布取消原议案，这次捍卫中医学的斗争取得了伟大的胜利。这就是"三·一七"中医节的由来。在这次斗争中，秦老始终站在最前列，为保存、继承我中华民族的中医学贡献力量。一九六四年三月十六日晚，秦老在北京中医学院附属医院做学术报告时，还兴致勃勃地提到了三十五年前"三·一七"斗争的情况。一九七八年九月八日，由季方同志主持的为秦老平反昭雪大会的悼词中说："在黑暗的旧社会，中医受到歧视和摧残，他坚贞不屈，对当时反动势力进行了有力的斗争。"即是指这件事而言的。

中华人民共和国成立后秦老即参加革命工作，先在上海第十一医院任中医内科主任。一九五四年冬，当时的卫生部部长助理郭子化受卫生部委托亲自南下，多次到秦老家中，聘请他到原卫生部任中医顾问。他虽不愿远离他乡，但为了中医事业，于一九五五年毅然离沪北上。最初住在北京德内大街74号卫生部宿舍，后来北京中医学院在东直门海运仓落址，秦老为了教学与临床之便，又迁居当时条件极其简陋的中医学院职工宿舍。

五

秦老常用"活到老，学到老，学不了"的苦学精神严格要求自己。他常说："学识不进则退耳。"20世纪50年代，他已是原卫生部中医顾问时，虽然公务繁忙，仍是每天学习、工作到深夜。他嗜烟，著文构思时往往连吸不释，常在每盒烟吸完后，随手把烟盒展平，记下自己的心得体会，许多文章、书籍的最初定稿，就是在烟盒上蕴育的。他曾诙谐地说："烟盒比卡片好，既省钱，又不引人注目，开会中、休息时、汽车上，都可顺手拈来，应手写上。"他的名著《谦斋医学讲稿》就是以数百张烟盒的底稿集成的。可惜这些别具一格的医稿，均已付之一炬。

秦老热爱中医事业，把毕生精力与心血献给了中医学，他常说："如果对自己从事的事业不热爱、不相信、不献身，那是不行的，只有把自己和事业融为一体，方能有所成就。"即便是节假日休息或娱乐时，他也常与医学、看病联系起来，并且经常以生活常识来启发我们的思路。记得一九六三年盛夏，一天晚餐后，全家正在喝茶乘凉时，走进来一位少妇，手里挥舞着檀香扇，顿时香气扑鼻，我们坐在秦老身旁悄然道："一嗅到这股香气，就有些恶心。"秦老笑道："这就叫因人而异，对你们来说檀香扇还不如家乡的大蒲扇。中医看病就要因人、因证、因时、因地制宜，不应执死方治活人，更不该人云亦云，要认真思考。比如近几年治疗冠心病，大家都喜用活血化瘀药与香窜药，药理上有效，但切不可忽略患者的个体特性。"第二天秦老即带我们到三〇一医院会诊。患者女性，宋某，三十余岁，患冠心病。翻阅病例，前医处方不外丹参、川芎、赤芍、荜茇、檀香等药，但患者一服即呕，五日前，邀秦老会诊，秦老详问病情，得知患者闻到中药之香气即有欲呕感，故仅在原方中去檀香一味，第二天医院打电话告诉秦老，患者服药后再未呕吐，待我们去时患者病情已显著好转，精神大振。秦老若有所思地说："看病要吸取别人的经验教训，不要轻易否定别人的成绩。此例患者前医的治疗原则是对的，我们应吸取人家的长处，但对于个体特性也应注意，这叫知其常应其变嘛！不要做庸医闭目切脉，不闻不问，故弄玄虚，要实事求是，望、闻、问、切四诊不可偏废，问诊尤其重要。"

秦老强调中医学要继承和发扬并举，他说无继承亦就无发展，比如空中楼阁、海市蜃楼，终成幻影而已。中医不是玄学，不是高谈空理的，而是实用科学，学中医要从应用出发，不要咬文嚼字钻牛角。

他提倡中西医团结合作，取长补短，并肩前进。强调中医传统的科学的辨证论治方法，切忌废医存药。有这样一个例子，某中央领导，因患呃逆不止，前医投以大剂量木瓜等药，意在抑制膈肌痉挛，不仅无效，且见反酸，秦老会诊时分析道："呃逆可能是西医所说的膈肌痉挛所致。但中医治疗时，除研究专病、专方、专药外，更要辨证论治，此例患者高龄、病久、舌红少苔、脉细弱，属气阴两虚，当大补气阴。详问病因，乃怒后引起，气之逆也，当用理气降气药，然气药众多，从何选也？察呃逆频作，其声低微，应属肾不纳气，当选用补肾纳气之品。"故仅以西洋参、海南沉二味，一剂平，二剂愈。周总理在看望此患者时，闻之大喜，称赞说："中医真了不起！"秦老说："古代《济生方》中四磨饮子即是此意。中医看病首先是辨证确切，然后要继承古训而又不泥于古人，学医一定要多思考，孟子曰：'尽信书，则不如无书。'只有这样才能得心应手，效如桴鼓。"

秦老生前曾先后到苏联、蒙古等国会诊和进行学术交流，所见患者大都是些疑难症及危重病，如白血病、血友病、重症肌无力等，经他治疗后大都收到了预期的效果。他说："对于一些所谓绝症，不要怕，要看。看好当然不容易，但以最大努力，求其可生之机，平稳时使之增强体力，波动时加以控制，因而减少痛苦，延长生命，是可能的。能够看几个，对临床大有好处。不要好高骛远，急于求成，要积少成多，逐渐积累经验。我相信人类终会战胜这些绝证，中医是会找到出路的。"

六

一九六五年在中央领导同志的直接关怀下，秦老在协和医院全面体检达一个月之久，结论是"身体健康"。正当他将以充沛的精力书写总结自己一生的经验时，"文化大革命"开始了。环境的剧变，精神的折磨，生活的困苦，以致一九六七年突患大叶性肺炎，高热咯血，独居幽室，既不得安静修养，又不得精心治疗，虽幸免毕命于当时，却已暗生恶疾。就在这生命之火即将熄灭之时，老人家仍念念不忘中医事业。

秦老对传统医药文化修养的博大精深，对中医事业的一片赤诚，对后学晚辈的扶掖，在中医界是人所共知的。弹指间秦老已过百年诞辰，抚今思昔，更加令人怀念。现遵秦老生前遗愿，我们将代表他学术思想的几部名著、早年的医案医话、诗词墨宝，以及晚年家书等，陆续编辑出版献给同道，以寄托我们的哀思。

吴大真　王凤岐
2019 年 7 月

编者的话

一、秦老对于《内经》的研究

秦伯未于 1918 年就读于江南孟河学派的大名医丁甘仁先生创办的上海中医专门学校，成为第二届毕业生的佼佼者，也是丁甘仁先生的得意门生。名师门下出高徒，与秦老同学者有程门雪、章次公、黄文东等，日后都成为中医学的栋梁。民国时期，人称秦伯未、程门雪、章次公为上海医界三杰。程老精伤寒之学，又推崇叶桂；章老善于本草，自有独到之处；秦老精于《内经》，有"秦内经"之美誉。

秦老于 1928 年又与王一仁、章次公、严苍山共同创办了中国医学院。秦老负责该校教务，并主讲《内经》《中医基础理论》。其间在《内经》方面著有《读内经记》《内经类证》《内经病机十九条之研究》《秦氏内经学》《内经十二官命名之义》《内经之温病观》等多部著作。正如民国名医程门雪的弟子江南世代中医名家何时希先生曾颂曰："秦老写稿最捷，十日一书，五日一册，书局（指上海中医书局）一时名誉大起……秦乃独任编写之责。"

中华人民共和国成立以来，除了再版了以上的部分著作，还先后出版了《内经知要浅解》，并与关门弟子中医医学史大家余瀛鳌先生重订了《内经类证》，由以上简介不难看出，秦老无愧于"秦内经"之美誉。

中华人民共和国成立以来，国家重视中医事业，成立了国家级的中医药大学和研究院。秦老奉调来京，任中央卫生部首届中医顾问并任教于北京中医学院。为了提高教学质量，1962年，秦老与任应秋、于道济、陈慎吾、李重人等五位中医前辈，上书中央，建议中医教育要加强对中医经典著作的学习，这便是近代中医历史上著名的"五老上书"，当时得到了中央及卫生部的充分肯定和采纳，但在文革中却因此事件受到残酷的批判与迫害。当1976年国家给"五老上书"事件平反时，秦老已去世6年。

秦老生前，曾告诫我们，学习中医要打好基本功，要学习中医经典著作，要多临床实践，反复学习，反复运用，要提高自己的悟性才行。

本丛书我们只根据秦老生前所嘱选择了《读内经记》《秦氏内经学》《内经病机十九条之研究》《内经类证》及《内经知要浅解》，以供同道学习参考。

二、关于秦老几部《内经》著作的简介

1.《读内经记》

本书于1928年由上海中医书局出版。此书是秦老钻研《内经》奥义、积十年学习《内经》的读书札记。旁征博引，依理

剖析其中，对有关文字讨论者 78 条，有关训诂研究者 57 条，有关句读商榷者 3 条。剖解很多，使《内经》中一些舛错难解或疏漏脱简之处，得以厘正说明，对于理解《内经》原文、学会研究《内经》的方法，有很大的指导意义。

2.《内经类证》

秦老于 1929 年，为了教学方便将《内经》中有关病症的条文，摘录出来编辑成册名为《内经类证》。全书共搜集了 50 病、357 症、1268 条。1961 年，秦老的入室弟子余瀛鳌先生正在西医学习中医班学习。大家一致认为《内经类证》是西医学习中医的良好参考资料，为了更好地适用于现代教学，在征得秦老的同意下，进行了补充删订，依照原来体例，分为 44 种病，310 种病候，每条文后附上原《内经》篇名，并将其中生僻病名的音义加上简释，加上整理后平时的学习心得作为按语。在整理的过程中，又得到了路志正路老及其他同学的帮助。

此次重编整理，我们认为 1961 年由秦老原编、余瀛鳌重订本的《内经类证》既符合秦老原意，也适合现在学习，故选择了这一版本。为了反映原著风貌，特把秦老 1929 年出版的《内经类证》的"自序"兹附于下。

3.《内经病机十九条之研究》

本书于 1932 年由上海中医书局出版。《内经》中的病机十九条，是为病因辨证和脏腑辨证打下基础，后世注释者甚众。秦老撷取各家的论注，参以个人见解，编写而成。分为两大纲，一为"分析研究"，是将病机十九条之原文逐条分析阐述；一为"合并研究"，是将病机十九条中有关之文，综合类比，对理解和运用病机十九条有很好的参考意义。

4.《秦氏内经学》

本书于 1934 年由上海中医书局出版。本书是秦老 20 世纪 30 年代，在上海中医专门学校和中国医学院，教授《内经》时编写的讲义，为了初学中医的学生便于接受和理解《内经》，他吸取了西医的教学课程的特点，将《内经》有关条文分列为：生理学、解剖学、诊断学、方剂学、治疗学、杂病学等六篇。择必要的条文，作详尽之发明，将中医《内经》之学按现代医学教育的特点编写成有条理而系统的教材，可谓是对《内经》教学的创举，对于至今的中医院校的《内经》教学问题都值得参考研究。

5.《内经知要浅解》

本书于 1956 年由《中医杂志》连载，后经秦老修订，于 1957 年由人民卫生出版社出版。《内经知要》是明代李中梓对《内经》的节注本，内容少而精。秦老说，该书曾作为课徒学习《内经》之书。后秦老因袭其纲目及条文，增加了语译、词解、体会、补充、备注、应用等内容，成书《内经知要浅解》，篇幅虽然不多，但此书是秦老研究《内经》之心血所著。书中有许多对《内经》的体会和应用的精辟而独到之见解，是研究秦老学术的重要参考书之一。

总之，《读内经记》《内经类证》《内经病机十九条之研究》《秦氏内经学》等是秦老学习研究《内经》的早期著作，主要以钻研微义为主，对《内经》原著作了全面、深入、系统、条理的分析归纳，对《内经》中深奥、难解之词句作了认真、细致的考证和注释，下了一番苦功。

　　《内经知要浅解》是秦老中晚期的著作。此时秦老在几十年中结合自己的丰富而有创见性的实践经验，印证《内经》，使《内经》大义得以扩展、发扬，使经文中一些比较原则、抽象、笼统、概括的条文，演绎为生动、具体的临床指导理论。这是"秦内经"美喻之真谛。

　　1968年3月，秦老曾与我们说"我并不菲薄自己，对于中医我曾多多少少地下过一些苦功。"

吴大真　王凤岐

2019年7月

前　言

　　《内经知要》是中医古典著作之一《黄帝内经》的简化本。《黄帝内经》包括《素问》和《灵枢》两部分，每部各有八十一篇文章，内容非常丰富。李念莪（名中梓，字士材，明朝末年华亭人）选择了其中比较重要的一小部分，分为道生、阴阳、色诊、脉诊、藏象、经络、治则、病能等八篇，取名《内经知要》，作为研究医学的入门本子。"知要"两字的来历是根据《素问·至真要大论》里说："知其要者，一言而终，不知其要，流散无穷。"意思是《内经》全书有一个思想体系，明白这个体系，一句话便可说完，如果抓不到中心，那就散漫复杂，难以理解了。这本子后来经过清朝薛雪（字生白，号一瓢，吴县人）加上补注和序文，便是现在的流行本。

　　《黄帝内经》在公元前 2 世纪发现的，不是一个人的作品，也不是一个时期的产物。它从西周以后西汉以前，经过若干的学者总结前人经验，并结合当时的文化，加以理论化、系统化起来，托名黄帝所作。由于《内经》总结了前人的实践经验，同时也表达了古代医学的思想体系，就成为中医学发展的基础。我们在后世医书里经常看到引用《内经》的字句便可体会到后来医家是把《内经》的理论用来指导实践的。所以我们研究中医学，先要学习《内经》，然后可以顺流而下地贯彻到其他医书，不如此，便像失掉了钥匙，无法打开中医宝库的大门。《内经知要》仅仅给予我们一个概念，在得到初步认识以后，还要更深入地学习全部《内经》才对。

《内经》的本质是朴素的，因为文字深奥，注解也不够通俗，因而阻滞了部分的学习进度。本人认为学习的关键，首先对《内经》的学术思想要明确，名词方面不要模糊；其次，分别哪些部分要熟记，哪些部分只需了解大意；等到学完以后，再来一次复习。这种复习，是没有限制的，在学习《本草经》和《伤寒论》的时候，还是要回过头来复习。因为中医中药的理论体系只有一个，只有反复地研究，才能融会贯通，这是学习中医所有古典著作的总的精神。

本书是我个人学习《内经知要》的肤浅见解。老实写出，提供参考，错误地方，请予指教。

秦伯未

1957 年 2 月

目 录

一、道生

道生两字，根据本篇内"此其道生"一句提出的，说明了防止疾病、充实体力和延长寿命的方法。后来《类经》和《医经原旨》等关于此类文字，都作"摄生"，从现在来说，就是养生的意义了。

[**原文**]《素问·上古天真论》曰："夫上古圣人之教下也，皆谓之虚邪贼风，避之有时，恬憺虚无，真气从之，精神内守，病安从来。"

[**语译**]《素问·上古天真论》上说，古代明白道理的人经常教导人们，都说是：外界的虚邪贼风要及时回避，同时，意志要安定清净，没有欲念，防止情绪的波动，使体内真气也很和顺。这样精神自然充满结实，疾病还会从哪里来呢?

[**名词浅释**]《上古天真论》:《素问》的篇名，指出古代的养生方法注重保养先天的真气，所以称作上古天真。文内还指出人生过程中生、长、衰、老的规律，教导人们改善生活，延长寿命。

虚邪贼风:《灵枢·刺节真邪论》里说:"正气者，正风也，从一方来，非实风，又非虚风也;邪风者，虚风之贼伤人者也，其中人也深，不能自去。"它在自然界里分出正常和不正常的两种气候，正常的如春温、夏热、秋凉、冬寒，在应当发生的季节发生，俗语所谓当令，为了不是凭空来的，虽然有时来得过分，只能说是实风，不能当作虚风。不正常的如应热反冷，应凉反温，在不应当发生的季节里发生，便是邪气，也就是虚邪了，这种邪气带有伤人害病的残贼性质，故又叫贼风。

恬憺：音"甜淡"，即安静的意思。

虚无：指没有欲念和患得患失的思想情绪。

真气：《灵枢·刺节真邪论》又说："真气者，所受于天，与谷气并而充身者也。"这里所说的"天"是先天的禀赋，"谷气"是后天的营养，一个人体力充实，全靠先后二天有良好的条件，古人统称真气，后来也叫元气或精气。

[体会] 本节是全篇的主脑。它把养生的道理，环绕在内因和外因两个方面，有力地掌握了人体的完整性和人体与环境的统一性。因此"避之有时"和"真气从之"两句，是极其重要的环节。怎样来"避之有时"呢？人们生活在大自然里，不可能离开环境，就必须适应环境，气候的变化不是人们所能制止的，就应该对预见的或者已见的及时回避。浅近地说，我们看到天气转变，将刮大风了，或者季节变换，将要发冷了，就得做好防备，或者骤然遭遇大冷大热，就得调节衣服，不要挨受忍耐。怎样又使"真气从之"呢？我们认识到人体复杂的组成部分，都是有机的联系，不能用局部观点来看问题。凡是嗜好、欲望、忧虑和外界诱惑等，都能使思想上存在着一种负担，影响到各个组织。《内经》里指出真气是由先天和后天合并而成的，那就包括了维持生命的一切有利条件，所有血的循环、气的流动、津液的输布等等都属于真气的一面，故凡使真气发生障碍的，我们都应该极力防止。

再从真气和虚邪贼风来作一对比（图1）。

图 1　真气、正气与邪气

　　在上面图内可以看到真气和邪气，一内一外，根本处在相对的地位，绝对不能并存的。真气战胜邪气，便是健康，邪气战胜了真气，就是疾病，《内经》强调"精神内守"，更明确了人体功能的健全，是抵抗外邪侵袭的主要因素。

　　[**应用**] 本节必须熟记。虽指养生，实际含有预防意义，在治疗上是外感和内伤两类病的分界。懂得这大纲，诊察时应先考虑是否有感冒，并询问其有否受到精神刺激等，备作参考。

　　[**补充**]《上古天真论》在本节之后有如下说法，原文是："是以志闲而少欲（欲望），心安而不惧，形劳而不倦（疲劳过度），气从以顺，各从其欲，皆得所愿。故美其食，任其服（章服），乐其俗（风俗），高下（指地位）不相慕，其民故曰朴（朴实）。是以嗜欲不能劳其目，淫邪（指带有诱惑性的不正当行为）不能惑其心，愚、智、贤、不肖不惧于物，故合于道。"这里指出了在日常生活中做到"恬憺虚无"的办法，也说明了"道"字的真正意义。所以"道是从一切具体事物中抽象出来的自然法则或规律"（范文澜说），并不是玄妙的名词。

[**原文**]《素问·上古天真论》曰："有真人者，提挈天地，把握阴阳，呼吸精气，独立守神，肌肉若一，故能寿敝天地，无有终时，此其道生。有至人者，淳德全道，和于阴阳，调于四时，去世离俗，积精全神，游行天地之间，视听八远之外，此盖益其寿命而强者也，亦归于真人。有圣人者，处天地之和，从八风之理，适嗜欲于世俗之间，无恚嗔之心，行不欲离于世，被服章，举不欲观于俗，外不劳形于事，内无思想之患，以恬愉为务，以自得为功，形体不敝，精神不散，亦可以百数。有贤人者，法则天地，象似日月，辨列星辰，逆从阴阳，分别四时，将从上古合同于道，亦可使益寿而有极时。"

[**语译**]古代养生家有叫做真人的，他掌握天地、阴阳，呼吸精气，保养元神，不受环境支配，能把精神和肉体结合成一，进一步抛弃肉体，只有精神存在，所以寿命和天地一样地永久，没有穷尽。这种造就，不是单靠锻炼形体所能获得的，必须懂得调养精神的道理，才能与道同生哩。后来有叫做至人的，具有淳厚的道德品质，并懂得高深的养生道理。他脱离了世俗的纷扰，全心全意调和四时、阴阳来保养精神，最后也能自在地游行大地之间，保持体力的强壮、听觉和视觉的敏感，增加了寿命，虽然不及真人，也与真人距离不远了。其次有叫做圣人的，善于吸收天地的和气，鉴别八风的好坏，与人们同样地生活在世上，有时还穿着制服，做些人事工作，但绝对不使形体疲劳过度，且对饮食、起居也有适当安排，特别是思想上没有恼怒和忿恨，经常抱着愉快乐观的心理，这样避免了体力的衰弱，精神的耗散，寿到百岁以上。再次有叫做贤人的，他观察

天地、日月、星辰、阴阳、四时等自然界现象的变化逆顺，作为养生的法则，为了合乎自然规律，也能活到很高的年纪。

[名词浅释] 阴阳：是古代的一种哲学，指客观存在的一切对立的事物，都由阴阳两性统一而成，详见"阴阳"篇。

八风：即八方的风，《灵枢·九宫八风》篇里说："从南方来名曰大弱风，从西南方来名曰谋风，从西方来名曰罡风，从西北方来名曰折风，从北方来名曰大刚风，从东北方来名曰凶风，从东方来名曰婴儿风，从东南方来名曰弱风。"这些风都是正风。

[体会] 这是承接上文，提出真人、至人、圣人和贤人四个不同程度的养生家作为例子。圣人是神仙一流，至人是道家修炼的人，与圣人和贤人显然有区别。这是古代医学受着道教渗入的影响，只要揭去道家的外衣，医学本质不受什么损害。故在这些例子里，可以看到不同的养生方法，也可看到他们存在着一个共同之点，这共同之点，便是掌握身体和环境的统一，特别是"精神内守"。他们认为人体的各种组织是有形的，还有一个高级的、无形的精神在主持活动，如果精神充旺，形体就活泼，精神涣散，一切都不起作用了。所以劝导避免精神刺激，间接保护形体。这个观点，是极堪注意的。

[备注]《内经》原文，"有真人者"上有"上古"两字，"有至人者"上有"中古之时"四字，"有圣人者"和"有贤人者"上都有"其次"两字，应补入以明层次。

[补充] 本篇对于养生有总的精神，节录如下："上古之人，其知道者，法于阴阳，和于术数（当是指五行），食饮有节，起

居有常，不妄作劳，故能形与神俱而尽终其天年，度百岁乃去。今时之人不然也，以酒为浆，以妄为常，醉以入房，以欲竭其精，以耗散其真，不知持满，不时御神，务快其心，逆于生乐，起居无节，故半百而衰也。"

［应用］本节只要了解大意。临床上遇到精神病或神经衰弱的病人，可以根据这些理论来了解他：是否担任工作？担任些什么工作？工作的情况怎样？有没有困难和现象？同时，有没有其他心事？究竟是什么心事？日常的饮食、生活怎样？有哪些是愉快的？哪些是厌恶的？这些对于治疗都有帮助的。

［原文］《素问·四气调神大论》曰："春三月，此谓发陈。天地俱生，万物以荣。夜卧早起，广步于庭，被发缓形，以使志生，生而勿杀，予而勿夺，赏而勿罚。此春气之应，养生之道也。逆之则伤肝，夏为寒变。奉长者少。夏三月，此谓蕃秀。天地气交，万物华实。夜卧早起，毋厌于日。使志无怒，使华英成秀，使气得泄，若所爱在外。此夏气之应，养长之道也。逆之则伤心，秋为痎疟。奉收者少，冬至重病。秋三月，此谓容平。天气以急，地气以明。早卧早起，与鸡俱兴。使志安宁，以缓秋形，收敛神气，使秋气平，无外其志，使肺气清。此秋气之应，养收之道也。逆之则伤肺，冬为飧泄。奉藏者少。冬三月，此谓闭藏。水冰地坼，无扰乎阳。早卧晚起，必待日光。使志若伏若匿，若有私意，若已有得，去寒就温，无泄皮肤，使气亟夺，此冬气之应，养藏之道也。逆之则伤肾，春为痿厥。奉生者少。"

[语译]《素问·四气调神大论》上说，春天三个月是生发的季节，也是一年的开始，好像天地从此再生，万物都有发展的现象。人们要适应这环境，晚一些睡觉，早一些起床，在庭院里散散步，同时把束发散开，衣上的带子也放宽，让身心感到舒畅活泼，还要内存生而勿杀、予而勿夺、赏而勿罚等和平愉快的意念，这是调养生气的方法。违反这方法，对内脏的"肝"是不利的，在夏天炎热时候，可能发生寒性疾病，承受夏天的"长"气就吃亏了。夏天三个月是繁荣的季节，天地交泰，云腾致雨，草木都在开花结果。人们应该晚些睡，早些起身，不要厌恶日长，并使心上没有郁怒，毛孔能够宣通，好比百花齐放，喜形于色，这是调养夏天"长"气的方法。不如此，内伤于"心"，秋天易生痎疟，承受"收"气也就减少，甚至冬天还要生病。秋天三个月是从容平定的季节，天气渐寒，地气清肃。人们应早些卧，早些起来，可把鸡来做标准。精神必须安静，不能再同夏天一样地松弛，这样才能适应秋气，调养好"收"气。不然，会内伤于"肺"，到冬天生消化不良的飧泄病，因而承受"藏"气也少了。冬天三个月是闭藏的季节，河水结冰，田地冻裂，到处是阳衰阴盛的现象。人们要早些睡，非待太阳上升不要起来，避寒就暖，也不要时常出汗，使体力愈加耗散。精神方面须像埋伏、藏匿般地镇静起来，但内心还是要像打算一件事，得到了满意解决而异常高兴，这是保养冬天"藏"气的方法。否则会内伤"肾"气，到春天发生痿厥症，难以充分承受明春的"生"气了。

[名词浅释]《四气调神大论》:《素问》的篇名，四气指四

时的气候，文内论适应四时气候来调养人身的精神，故称四气调神，从而还指出了不能调神所引起的一般病症。

春三月：这里所说的四季，是用农历节气匀分，从立春、雨水、惊蛰、春分、清明、谷雨至立夏前一日为春三月，不同于习惯上的正、二、三月。

夏三月：从立夏、小满、芒种、夏至、小暑、大暑至立秋前一日为夏三月。

痎疟：痎音"皆"，痎疟即间日疟，也有作阴疟、久疟解的。

秋三月：从立秋、处暑、白露、秋分、寒露、霜降至立冬前一日为秋三月。

飧泄：飧音"孙"，意思是水和饭，飧泄指泻下不消化的东西。

冬三月：从立冬、小雪、大雪、冬至、小寒、大寒至立春前一日为冬三月。

痿厥：痿是下肢没有力，厥是足冷不暖。

［体会］在这一节里，认识了上文所说"提挈天地"和"法则天地"等近乎玄虚的字句，是为了完成一个目标而提出的，这目标是"调于四时"和"分别四时"。很明显，先把四时划分来观察客观存在的现象，寻求其不同的性质，定出"生""长""收""藏"作为养生的法则。所说春主"发陈"，就是"生"气，夏主"蕃秀"，就是"长"气，秋主"容平"，就是"收"气，冬主"闭藏"，就是"藏"气。养生的要求和目的，要把人身的精神符合四时的性质，随时应变。由于古人重

神不重形，故在四时主重性质，在人身就着重于精神方面，所说"以使志生""使志毋怒""使志安宁"和"使志若伏若匿"等，都是调神的关键。调神不是机械的，故又引用人情所喜悦的生、予、尝来说明春天要愉快；百花齐放、喜形于色的情况来说明夏天要畅达；在秋冬神气收藏的时候，也要像减少秋刑，内心欢喜，或者像打算一件事情得到完满解决似的心里非常高兴。这一连串的比喻，指出了精神是活动的，而且始终要舒适的，精神和健康有密切关系，值得细细地体味。

还认识了春夏的性质生发蓬勃，属于阳性方面，秋冬的性质安静凝炼，属于阴性方面，所以分散成为四时，合并就是阴阳。那么用四气来调神，与"把握阴阳""和于阴阳"及"逆从阴阳"等都是一件事。阴阳是矛盾统一，在过去称做消长循环，故对四时转变的环节，古人又看得非常重要。指出调养的效果，不仅限于本一季节，还为下一季节打好基础，也就是在这个季节里不能很好地调养，会引起下一个季节的不健全状态。有很多疾病就在这种情况下产生的。现在把各方面综合起来，列表于后（表1）。

表1　四季与养生

		春三月	夏三月	秋三月	冬三月
自然界	现象	天地俱生，万物以荣	天地气交，万物华实	天气以肃，地气以明	水冰地坼
	性质	发陈（生）	蕃秀（长）	容平（收）	闭藏（藏）
养生方法	一般的	夜卧早起，广步于庭，被发缓行	夜卧早起，毋厌于日	早卧早起，与鸡俱兴	早卧晚起，必待日光
	调神	生而勿杀，予而勿夺，赏而勿罚	使华英成秀，若所爱在外	收敛神气，毋外其志	若有私意，若已有得

续表

		春三月	夏三月	秋三月	冬三月
养生方法	要求	以使志生	使志毋怒，使气得泄	使志安宁，以缓秋刑，使秋气平，使肺气清	使志若伏若匿
	目的	养生气	养长气	养收气	养藏气
	逆后的反应	伤肝	伤心	伤肺	伤肾
	间接的影响	奉长者少，夏为寒变	奉收者少，秋为痎疟，冬至重病	奉藏者少，冬为飧泄	奉生者少，春为痿厥

这种观点，既然适应了环境，还利用环境来加强本身的体力，更帮助在治疗上解决了不少问题。例如：夏天贪凉不出汗，多吃生冷东西，到秋凉时容易发生吐泻等胃肠病；相反地，冬天好动多出汗，喜吃辛辣的东西，到春天容易感染急性、热性病等。当然，我们不能把一切的病刻板地这样看待，然而尽可能是其中因素之一。更显然的，慢性支气管炎的患者，以老年人最多，常发于秋冬两季，因为本身阳虚，更受不住阳气萧索的季节，倘然春天转暖，本身得到外界阳气的支持，就渐渐平复了。因此，中医治疗这种病，不用一般化痰镇咳的药物，主张温养体力，促使疾病自然好转。还防止秋冬发作，主张在夏天调养，理由便是借夏天阳旺来培植秋冬的不足。这是养生与治病可以结合的地方了。

［应用］本节能熟读最好。对传染病以外的季节性疾病，或是一般的多发性疾病，除对症疗法外，可以得到进一步的处理。

［原文］《素问·四气调神大论》曰："天气清静光明者也。

藏德不止，故不下也。天明则日月不明，邪害空窍，阳气者闭塞，地气者冒明。云雾不精，则上应白露不下，交通不表万物命，故不施，不施则名木多死；恶气不发，风雨不节，白露不下，则菀槁不荣，贼风数至，暴雨数起，天地四时不相保，与道相失，则未央灭绝。惟圣人从之，故身无奇病，万物不失，生气不竭。"

[**语译**] 天气是健运不息的，所以永远不会倾颓，也为了含蓄精气而不暴露，就保持了它的清净光明。假如：天会发光的话，日月便黯然无色；天气的运行停止，势必地面的浊阴充满蔽塞。在这种上下交通混乱的情况下，可以看到云雾昏暗，露水不降，浊气不散，风雨也不调节。影响万物方面，树木都会抑郁枯槁，失去其繁荣的现象。残贼的风邪和急暴的大雨如果经常出现，对于四时的生、长、收、藏绝对不能保持常度，这是天道失常，使宇宙间一切的一切中途灭绝。只有圣人能顺从天地之正，不仅避免了奇病，并与万物不相失，生气也没有衰竭的时候。

[**名词浅释**] 奇病：即大病、重病的意思。

[**体会**] 这是古代哲学"道常无为而无不为"的思想，借来叫人保持体内的潜力。故想象天气的变化来做比喻，说明人体的阳气恰恰和天气一样，既不能停滞，也不能发泄太过，否则机能受到障碍，一切疾病从而蜂起。故从天会发光以下直至中途灭绝，这一段指的天地混乱现象完全是假设的，不仅与医学毫不相干，即自然界也不会真的有此现象。最后指出一个"道"字和"从"字，可以明白它的中心思想还是根据上文"此其道

生"和"逆从阴阳，和于四时"来的。

［应用］略记大意。

［原文］《素问·阴阳应象大论》曰："能知七损八益，则二者可调，不知用此，则早衰之节也。年四十而阴气自半也，起居衰矣，年五十体重，耳目不聪明矣，年六十阴痿，气大衰，九窍不利，下虚上实，涕泣俱出矣。故曰：知之则强，不知则老。故同出而异名耳。智者察同，愚者察异；愚者不足，智者有余。有余则耳目聪明，身体轻强，老者复壮，壮者益治。是以圣人为无为之事，乐恬憺之能，从欲快志于虚无之守，故寿命无穷，与天地终。"

［语译］《素问·阴阳应象大论》上说，能够了解男女七损八益的生理作用，然后会调理男女的一般疾病，所有未老先衰的现象，都由不明白这个道理所引起的。特别是不论男女，自发育长成到四十岁以后，体内物质已由高度发展而渐趋衰落，故在起居方面开始发觉衰退，到五十岁，更会感到身体笨重，听觉和视觉不够灵敏，到了六十岁，性欲也没有了，中气也不足了，表现在九窍的多涕多泪，二便不能约束，有下虚上实的现象了。所以说，明白了人生盛衰的过程，及时摄养，可以强健，否则不免衰老，衰老和强健虽然是两件事，实际还是一个根源的。只有聪明的人能认识这同一的根源，愚笨的只看到强健和衰老两个表面，于是愚笨的经常忧虑体力的不够，聪明的不但保持体力充实，并且能使老年和少年一样，那么壮年定然更要健全。所以圣人主张清静愉快，用适应自然的方法来增长

他的寿命。

［**词解**］《阴阳应象大论》：《素问》的篇名，它把自然界一切事物存在的客观现象，用阴阳两字来概括，故称阴阳应象。

七损八益：李念莪注，"七损者阳消也，八益者阴长也，能知七损八益，察其消长之机，用其扶抑之术，则阳常盛而阴不乘，二者可以调和。"本人认为《上古天真论》里说："女子七岁肾气（不是解剖学上的肾，用来代表发育、生殖等机能的总称）盛，齿更发长，二七而天癸至，任脉通，太冲脉盛，（天癸、任脉和太冲脉一类名词，可能指内分泌和生殖系方面的器官，留待讨论）月事以时下，故有子，三七肾气平均，故真牙生而长极，四七筋骨坚，发长极，身体盛壮，五七阳明脉衰，面始焦（同"憔"），发始堕，六七三阳脉衰于上，面皆焦，发始白，七七任脉虚，太冲脉衰少，天癸竭，地道不通，故形坏而无子也；丈夫八岁肾气实，发长齿更，二八肾气盛，天癸至，精气溢写（通"泻"，作"泄"字解），阴阳和，故能有子，三八肾气平均，筋骨劲强，故真牙生而长极，四八筋骨隆盛，肌肉满壮，五八肾气衰，发堕齿槁，六八阳气衰竭于上，面焦，发鬓颁白，七八肝气衰，筋不能动，天癸竭，精少，肾气衰，形体皆极，八八则齿发去，发鬓白，身体重，行步不正而无子。"据此，古人以七、八作为男女的纪数，故这里的"七"是指女子，"八"是指男子。意思是女子的月经为生理正常现象，应当按月来潮，不来潮便是病（妊娠当然例外），故称损，"损"字含有不使积聚的意义；男子精气的溢泄是一种生殖能力，应该充实，不充实便是病，故称益，"益"字含有不使亏乏的意义。所以《医宗粹言》也谓："七损八益之道，谓女子二七而天癸至，七七而绝，男子二八而天精通，八八而尽，女子以时下月故曰损，男子以节而泻故曰益。"必须说明，当损当益，都是健康之本。

下虚上实：病理上的名词，指下元虚损而上部有实象的一种病证。

[**体会**] 由壮而老是人生的一个过程，也是自然的发展规律。《内经》先从生理的正常现象来说明不可避免衰老，而且可能提前衰老，又指出智愚的认识不同，说明强壮和衰老是从同一基地上出发，两个不同的方向，就在于能否养生作为决定。故认为避免内、外因素的刺激，减少疾病，可以改善甚至阻止衰老的到来，如果已经发觉衰老，再想回复强壮，那是非常困难的了。关于这一点，我们在临床上经常遇到中年人的长期头晕、耳鸣、失眠、记忆力薄弱、面色萎黄、四肢无力等症，一般原因由于自渎或疲劳过度，虽有对症的药物治疗，适当的营养和休息，很难收到根治的效果。可以证明在日常生活中注意摄养，是制止衰弱症发生的最好方法，一见衰弱症状，就应该及早疗养。特别是衰弱症患者的情绪大多忧郁悲观，必须放弃一切思想顾虑安心静养，否则只想重用补药来挽救，也是徒然的。

[**应用**] 略记大意。对大脑皮质疲劳症患者可以采作一种说服方法。

[**原文**]《素问》遗篇《刺法论》曰："肾有久病者，可以寅

时面向南，净神不乱思，闭气不息七遍，以引颈咽气顺之，如咽甚硬物。如此七遍后，饵舌下津无数。"

[语译]《素问》遗篇《刺法论》上说，肾脏有久病的，可在下半夜的寅时面向南方，心上不要胡思乱想，同时停止呼吸，等到气极的时候，伸颈使直，好像咽极硬东西似的把气咽下，这样经过七次，便会觉得舌下口津很多。

[词解]《刺法论》:《素问》的篇名，原文已散失。这里所引用的，很可能是后人搀入的。

[体会] 这是道家修养的一种吐纳法，在医疗上很少应用。道家主重调息，据《同寿录》记载："调息之法，不拘时候，随便而坐，平直其身，纵任其体，不倚不曲，解衣宽带，务令调适，口中舌搅数遍，微微呵出浊气，鼻中微吸，或三五遍，或一二遍，有津咽下，叩齿数遍，舌抵上腭，唇齿相着，两目垂帘，令昽昽然渐次调息，不喘不粗。"这与《内经》所说的又有出入，但近于现在的气功疗法，因此录供参考。

[应用] 略记大意。

二、阴阳

中医学术是建立在古代朴素的惟物主义的哲学指导思想的基础上，阴阳学说便是古代哲学。中医引用来说明人体生理和病理的现象，以及药物性能和诊断、治疗方法等的正、反两面。所以阴阳是一个机动的代名词，是在相互对立的现象上运用的，从而发展为五行学说。本篇就是借阴阳来说明人体内在和内外之间的矛盾统一的整体观念。

[原文]《素问·阴阳应象大论》曰："阴阳者，天地之道也，万物之纲纪，变化之父母，生杀之本始，神明之府也。治病必求于本。故积阳为天，积阴为地。阴静阳躁。阳生阴长，阳杀阴藏。阳化气，阴成形，寒极生热，热极生寒。寒气生浊，热气生清，清气在下，则生飧泄；浊气在上，则生膜胀。清阳为天，浊阴为地。地气上为云，天气下为雨。故清阳出上窍，浊阴出下窍；清阳发腠理，浊阴走五脏；清阳实四肢，浊阴归六腑。水为阴，火为阳；阳为气，阴为味。味归形，形归气；气归精，精归化。精食气，形食味；化生精，气生形。味伤形，气伤精；精化为气，气伤于味。阴味出下窍，阳气出上窍。味厚者为阴，薄为阴之阳；气厚者为阳，薄为阳之阴。味厚则泄，薄则通；气薄则发泄，厚则发热。壮火之气衰，少火之气壮，壮火食气，气食少火，壮火散气，少火生气，阴胜则阳病，阳

胜则阴病；阳胜则热，阴胜则寒；重寒则热，重热则寒。寒伤形，热伤气；气伤痛，形伤肿。故先痛而后肿者，气伤形也；先肿而后痛者，形伤气也。喜怒伤气，寒暑伤形。天不足西北，故西北方阴也，而人右耳目不如左明也。地不满东南，故东南方阳也，而人左手足不如右强也。阳之汗，以天地之雨名之；阳之气以天地之疾风名之。”

[语译]《素问·阴阳应象大论》上说，阴阳是天地的道理，也是一切事物的纲领，变化的原始，生死的根本，好像神明之府。治病必须从这根本问题——阴阳上求得彻底的解决。一般来说，天是阳气的积聚，地是阴气的凝结；阳性多动，阴性多静；阳主生发，阴主长成，但太过的阳和阴，反会杀害和收藏；阳能化气，阴能成形；寒极可以生热，热极可以生寒；寒气多重浊，热气多轻清。病例反映，清气在下，便患腹泻，浊气在上，便患胸闷。天是清阳，地是浊阴，但天上的云，多由地气上升，地上的雨，却由天气下降，所以人身的清阳应该出上窍、发腠理和充实四肢，浊阴应该出下窍、走五脏和归于六腑；又因为水属阴，火属阳，阳属气，阴属味，故在人身是五味入胃，主要营养形体，从而充实真气，再由真气化为精华以养元神。也可说成精华是食了真气而生的，形体是食了五味而长的，元神可以化生精华，真气也会充实形体。然而饮食不节，反能损害形体，因形体的损害而妨碍真气不足，再因真气不足而影响精华不化，故精华由于真气化生，真气也会因饮食而受到伤害。把饮食的气和味分开来说，凡是重于味的多下行出下窍，重于气的多上升出上窍。味厚是纯阴，味薄是阴中之阳。气厚是纯

阳，气薄是阳中之阴。如味厚的能使大便泄泻，味薄的只是通畅，气薄的能疏散，气厚的便有助阳发热的作用。火也有少和壮的区分，壮火是过甚的火，能使气分耗散，少火是温和的火，能使气分强壮，所以壮火似会把气食去，气又好像是食了少火而长成的，主要是由于壮火耗气，少火生气而已。基于阴阳是相对的，故阴胜便阳病，阳胜便阴病，阳胜生热病，阴胜生寒病，寒过甚可以发现热象，热过甚可以发现寒象。从外因看，寒邪多伤形体，热邪多伤气分，气分内伤多痛，形体外伤多肿，故先痛而后肿的是由气伤形，先肿而后痛的是由形伤气。然从内、外因同时看，则又喜怒七情多伤气分，寒暑六淫多伤形体了。（下略）

[**名词浅释**] 神明之府：变化莫测称做神，事物昭著叫做明，意思是阴阳的变化很难窥测，而它的现象又极其显著。府的原意是人民聚集的地方，借来比喻阴阳变化的场合。

䐜胀：䐜音"嗔"，胀起的形状，胀是泛指胸膈胀满。

腠理：腠音"辏"，肌肉的纹理，腠理是指皮肤肌肉之间。

味：是五味，这里指饮食而言。

少火：少读去声，和少年的少意义同，对亢盛而有破坏作用的壮火恰恰相反。

[**体会**] 这是《内经》阴阳学说的概论，从自然界客观存在的一切事物现象，说明阴阳的本质及其变化，结合到人体生理和病理的一般情况。认为运用阴阳的辨证方法，可以理解人体生理的正常活动和病理的反映，作为治疗的规律，故"治病必求于本"是全篇的主脑。

本节里比较难于理解的是"阳为气，阴为味，味归形，形归气"等十四句。就我个人的看法，阳为无形的气，阴为有形的物质，是一个总纲，以下单从物质方面提出饮食来作为例子。它的变化，可以想象如下图（图2）。

图 2　饮食味、形、气、精、化变化

前人看到饮食的营养，不光是维持生命，凡是人体所最宝贵的精、气、神三项的作用，都靠饮食营养中得来，所以接连指出精、气和化三个方面。化不是空洞地指变化或化生，而是暗示一种善于变化的神的动作，"形归气"以下所说的气，也不同于"阳为气"的"气"字，而另指一种元气。由于精、气、神具有相互的关联，就产生了对于营养的密切影响，主要是指出由味充形，同时也由味生气，由气生精，由精生神，人体需要内部全面充实，不能只重形体，这是一方面。另一方面，再从饮食本身来分析，认为饮食对于人体的作用，有味与气的区别，便是"阴味出下窍，阳气出上窍"等十句了。这种气和味的划分，与后来解释药物的性质和功能完全一致，故这里的"气"字与上面的"气"字意义又不同，这里所说的"味"与上面"阴为味"的"味"字，也有广义和狭义的分别。以上仅是对于《内经》文字上的一些讨论，然而可以了解《内经》对于阴阳的使用，并非固定的指某一事物，而是代表某一事物或某一现象的属性，必须在一切相对性里寻求某种一定情况或某一种特征来体味《内经》运用阴阳的意义，才不致茫无头绪。

[应用] 选择重点熟记。掌握了阴阳的原则，对于中医理论可以得到初步概念。有人看作阴阳学说是玄学、是形而上学，完全错误的。

[原文]《素问·金匮真言论》曰："平旦至日中，天之阳，阳中之阳也。日中至黄昏，天之阳，阳中之阴也。合夜至鸡鸣，天之阴，阴中之阴也。鸡鸣至平旦，天之阴，阴中之阳也。夫言人之阴阳，则外为阳，内为阴。言人身之阴阳，则背为阳，腹为阴。言人身之脏腑中阴阳，则脏者为阴，腑者为阳。肝、心、脾、肺、肾五脏皆为阴。胆、胃、大肠、小肠、膀胱、三焦，六腑皆为阳。故背为阳，阳中之阳，心也。背为阳，阳中之阴，肺也。腹为阴，阴中之阴，肾也。腹为阴，阴中之阳，肝也。腹为阴，阴中之至阴，脾也。"

[语译]《素问·金匮真言论》上说，白天是阳，天明到中午是阳中之阳，中午到黄昏是阳中之阴；夜间是阴，天黑到半夜是阴中之阴，半夜到天明是阴中之阳。人体的阴阳是体表为阳，体内为阴，背部为阳，腹部为阴。体内脏腑的阴阳是肝、心、脾、肺、肾五脏都为阴，胆、胃、大肠、小肠、膀胱、三焦都为阳。属于背的，心为阳中之阳，肺为阳中之阴；属于腹的，肾为阴中之阴，肝为阴中之阳，脾为阴中之至阴。

［**名词浅释**］《金匮真言论》:《素问》的篇名，文内指出五脏与四时的相应和四时与疾病的关系，认为不是特殊的人不能传授，所以藏在金匮，当作真诀。

［**体会**］把一天分为四期，相等于一年有四季，意思是日出为春，日中为夏，日入为秋，夜半为冬，故以昼为阳、夜为阴，与春夏为阳、秋冬为阴没有异样。这些分法，似乎空泛，但中医在临床上却依靠这理由来解决了某些不明原因的病症。例如虚弱性和消耗性的发热证，有用甘温退热法，是指白天热、夜间退尽的一类，也有用甘凉退热法，是指夜间热、白天不热的一类。又如虚汗证，有用黄芪一类固表法的，指昼醒自汗，有用地骨皮一类清里法的，指夜睡盗汗。如果用得适当，见效很快，用不合适，可以使病情恶化。原因是阴阳既然平衡，不应当有偏倚，故某些虚的症状偏向在白天或夜间呈现，显然是阳分或阴分的不足不能加以控制，必须从根本上来调和了。

五脏分为阴阳，在中医理论上也是重要部分之一，当然，这些理论无法与现代生理学结合，但中医凭这理论运用在临床方面，却有一定的收获。第一，作为内脏机能的一个总的印象，如某种程度上看到心阳的过甚而造成亢进现象，相反地在某种程度上又看到心阳不足而顾虑到心力衰竭；第二，作为整体疗法中的一种分区疗法，如心肺是同样的阳脏，心脏有热可以影响及肺，而肺热的病症可以兼用清心的药物来帮助其退除；第三，作为用药程度上差别的准则，如心为阳中之阳，可用大苦大寒以清火，肺为阳中之阴，则宜照顾其阴分，也可用养阴生津的药来退热……，诸如此类，虽然极难说明，也可领略中医如何运用这种阴阳学说来调整或协助内脏生理机能的概况了。

[应用] 能熟记最好，作为将来辨证用药的基础。

[原文]《素问·生气通天论》曰："阳气者，若天与日，失其所，则折寿而不彰。故天运当以日光明。凡阴阳之要，阳密乃固。两者不和，若春无秋，若冬无夏，因而和之，是为圣度。故阳强不能密，阴气乃绝。阴平阳秘，精神乃治。"

[语译]《素问·生气通天论》上说，人体的阳气，好像天上的太阳，天的运行不息，依靠太阳的光明，如果人体的阳气失去应有位置，会使体力衰弱甚至减短其寿命。阴阳的重要环节，在于外面的阳气不耗散，才使内部阴气得以坚固。阴和阳的不相调和，正如有春天没有秋天，有夏天没有冬天，怎样来使它和平，这是圣人的法度。所以阳气太强，容易发泄，间接使阴气受到扰乱而缺乏，只有阴气充满，阳气秘密，精神自然焕发了。

[名词浅释]《生气通天论》:《素问》的篇名，以天人合一为主，故以生气通于天为名。

[体会] "阴平阳秘" 是矛盾统一的一个阶段，前人治病的目的，只在矛盾中求得统一，但不是说只能解决某一阶段的矛盾，而是既能解决旧矛盾，又能解决新矛盾；对矛盾统一，再矛盾再统一的事物发展过程，是始终适合的。所以《内经》的阴阳学说实际上不能以某一阶段的平衡作为终点的。

[应用] 择要熟记。

[原文]《素问·五常政大论》曰："阴精所奉，其人寿。阳

精所降，其人夭。"

[**语译**]《素问·五常政大论》上说，阴气的精华能够奉承，人多长寿，如果阳气的精华衰落，不免夭折了。

[**名词浅释**]《五常政大论》:《素问》的篇名。内容是讲的运气，五常指五运政令的常态，有常然后有变，所以从平气到太过和不及。篇内还说到司天和在泉的症状和治疗并用药大法。

[**体会**]阴气奉承使人长寿，则阴气减少便为夭折，阳气衰落使人夭折，则阳气充旺便是长寿，从两面对照，可以了解其用意是在说明阴阳的相反相成而又相互关联，不但不能分离，并且不能有偏损。

从全篇总的意义来说，"天地之道"和"万物之纲纪，变化之父母，生杀之本始"数句是四个提纲，用来归纳和解释一切事物的变化，从而把气味、火、昼夜、形体、脏腑等作进一层的分化。说明阴阳虽然是一个抽象名词，但随着不同的事物和变化用来代表，都是实有所指的。如果没有现实的指出，光问阴阳的本身究竟是怎么，那是没有意思的。又在《内经》所举的例子里，不难看到都是对立的，所以不能把阴或阳单独孤立起来，必须认识彼此间相互影响、相互制约和相互依存，从整体观点来求得平衡，才能掌握原则运用。兹把《内经》原文列图如下（图3）。

[**应用**]从总的来说，阴阳在中医学上的应用，是一个机动的代名词，一种思想方法。前人体认到一切事物和现象，都是相互对立的，有内就有外，有上就有下……应用在医学上，有寒就有热，有虚就有实，有形质就有功能……故通过阴阳学说

在医学上的反映，去理解古代医家积累起来的丰富经验，是极其重要的一环。

图 3 阴阳

三、色诊

望、闻、问、切是中医的四诊，色诊即用望法来诊断形体和内脏的病变。望法很多，这里是把望色来概括其他。

[原文]《素问·脉要精微论》曰："夫精明五色者，气之华也。赤欲如白裹朱，不欲如赭；白欲如鹅羽，不欲如盐；青欲如苍璧之泽，不欲如蓝；黄欲如罗裹雄黄，不欲如黄土；黑欲如重漆色，不欲如地苍。五色精微象见矣，其寿不久也。夫精明者，所以视万物，别白黑，审长短。以长为短，以白为黑，如是则精衰矣。"

[语译]《素问·脉要精微论》上说，两目视力的精明和面部气色的光润都与内脏精气健全有关，故红色要像白的东西包裹朱砂，不要像赭石，白色要像鹅的羽毛，不要像食盐，青色要像苍玉的润泽，不要像蓝，黄色要像罗裹雄黄，不要像黄土，黑色要像加工的漆器，不要像地面的苍褐。如果五色彻底暴露，便是精气发泄无遗，寿命定然不久了。眼所以看东西，分辨黑白，审察长短，倘然以长为短，以白为黑，也是内脏精气衰竭的象征。

[名词浅释]《脉要精微论》:《素问》的篇名，大部分论切脉的道理，也说到辨证方法。

蓝：是一种草名，可作靛青，为天然染料之一，其色深而不鲜明。

[体会] 首先指出，《内经》《阴阳应象大论》曾说过：善于诊病的，观察气色，按脉搏，听声音，再看呼吸，然后治疗可以不犯错误。可见前人是综合多种诊断方法作为辨别病情、决定治疗的方针，望法仅仅是其中之一，不能把它孤立起来。本节是说明察色和察目的概要，认为各人的面色并不一致，不论生理原有的自然色素或病理所呈现的各种变化，主要是不要枯晦和异样鲜明。一般面色枯晦的是久病和虚弱证，异样鲜明的是病邪亢进现象或虚证上的一种特殊亢奋反应，所以举出不同的五色作为对比，特别指出了十分鲜明也不是常态。至于视力方面，颠倒错乱，不是器质有变化，便是神经系统有障碍，或者是瞳孔异常及反射消失，也是严重症状，故《内经》当作精神涣散的先兆。

[应用] 略记大意。医生与病人接触时，首先看到对方的面色和目光，如果能留心观察，对某些病症在进行诊断上是有帮助的。

[原文]《灵枢·五色》篇曰："明堂者，鼻也；阙者，眉间也；庭者，颜也；蕃者，颊侧也；蔽者，耳门也。其间欲方大，去之十步，皆见于外，如是者，寿中百岁。明堂骨高以起，平以直，五脏次于中央，六腑挟其两侧。首面上于阙庭，王宫在于下极。五脏安于胸中，真色以致，病色不见，明堂润泽以清。五色之见也，各出其色部，部骨陷者，必不免于病矣。其色部乘袭者，虽病甚，不死矣。青黑为痛，黄赤为热，白为寒。其

色粗以明，沈夭者为甚。其色土者，病益甚。其色下行，如云彻散者，病方已。五色各有脏部，有外部，有内部也。色从外部走内部者，其病从外走内；其色从内走外者，其病从内走外。病生于内者，先治其阴，后治其阳，反者益甚。其病生于阳者，先治其外，后治其内，反者益甚。常候阙中，薄泽为风，冲浊为痹，在地为厥，此其常也。各以其色，言其病。大气入于脏腑者，不病而卒死。赤色出两颧，大如拇指者，病虽小愈，必卒死。黑色出于庭，大如拇指，必不病而卒死。庭者，首面也；阙上者，咽喉也；阙中者，肺也；下极者，心也；直下者，肝也；肝左者，胆也；下者，脾也；方上者，胃也；中央者，大肠也；挟大肠者，肾也；当肾者，脐也；面王以上者，小肠也；面王以下者，膀胱子处也；颧者，肩也；颧后者，臂也；臂下者，手也；目内眦上者，膺乳也；挟绳而上者，背也；循牙车以上者，股也；中央者，膝也；膝以下者，胫也；当胫以下者，足也；巨分者，股里也；巨阙者，膝膑也。各有部分，有部分，用阴和阳，用阳和阴，当明部分，万举万当，能别左右，是调大道，男女异位，故曰阴阳。审察泽夭，谓之良工。沈浊为内，浮泽为外；黄赤为风，青黑为痛，白为寒；黄为膏，润为脓，赤甚为血；痛甚为挛，寒甚为皮不仁。五色各见其部，察其浮沈，以知浅深；察其泽夭，以现成败；察其散搏，以知远近；视色下上，以知病处。色明不粗，沈夭为甚；不明不泽，其病不甚。其色散，驹驹然，未有聚，其病散而气痛，聚未成也。肾乘心，心先病，肾为应，色皆如是。男子色在于面王，为小腹痛，下为卵痛，其园直为茎痛。高为本，下为首，狐疝阴之属也。女子在于面王，为膀胱子处之病。散为痛，搏为聚，方圆左右，各如其色形，其随而下至胝为淫，有润如膏状，为暴食不洁。色者，青黑赤白黄，皆端满有别乡，别乡赤者，其色亦大如榆荚，在面为不日。其色上锐，首空上向，下锐下向，在左右如法。

[语译]《灵枢·五色》篇上说，鼻叫做明堂，眉间叫做阙中，额叫做天庭，颊侧叫做蕃，耳门叫做蔽，这几项要生得端正宽大，十步之外，望去非常分明，才是上寿的相貌。鼻骨高起正直，把五脏依次排列中央，六腑附在两旁，阙庭（也叫下极，又称王宫）以上属于头面。五脏没有病时，这些地方发现正色而没有病色，特别是鼻部必然清润。病色的反映，多随着分配的部位呈现，只要没有深陷入骨的样子，虽有病色，不至沉重致死。一般的病色，青和黑主痛，黄和红主热，白主寒证，但还须看其色泽，明亮的病轻，晦滞的病重，并须看其有无向上发展的形势，如向上发展，则病势更重，向下移动而好像浮云欲散的样子，为病渐轻减。内脏病色的反映，既然在面部有一定部位，内部属于五脏，外部属于六腑，故病色从外走内，可以推测病邪也由表向里，相反地病色从内走外，也可推测病邪由里向表。五脏为阴，六腑为阳，那么在治疗的时候，病生于里的应该先治其脏后治其腑，病生于表的应该先治其腑后治其脏。治不合法，必然加重病势。例如：阙中是肺的部位，其色浅薄明亮多是风病，中央是脾的部位，其色晦浊多是痹病，如在下面地角，便是寒湿引起的厥证（原文作"冲浊为痹"，"冲"字疑"中"字之误，因这里所指的是上中下三部），这是

一般的察色辨证法。但有极利害的病邪侵入脏腑，也会不等到发现病症骤然死亡，像两颧有红色大如拇指，即使病能轻减，还是不免急性恶化，又像天庭发现大如拇指的黑色，那就必然暴死了。（中略）

面色沉浊晦滞的病深在内，浮泽鲜明的病浅在外，又色见黄的红的属于风的一类，青的黑的属于痛的一类，黄而膏润的（原文作"黄为膏，润为脓"，把膏润分离是刻错的）是肿疡证，红甚是血证，痛极的是挛证，寒极的是肌肤麻木证。面色的呈现，必须看它浮沉、枯润、散聚和上下，然后能明白病的浅深、新久、病灶所在及其预后的良否。故色明不显，病必不重，不明不泽而深沉枯晦，定然是严重的阶段。见于痛证多在气分而不是积聚，还有肾脏黑色发现在心的部位，这说明心病是受肾邪的影响，一般不是它部位上应见的本色，都可把这当作例子。（下略）

[**名词浅释**]《五色》篇：《灵枢》的篇名，大部分叙述色诊法，也指出了一些色和脉合诊的方法。

聚：病名，腹内硬块。一般积聚并称，把积属血分，聚属气分。

[**体会**]本节详叙望色的方法，但在诊断上不能机械地运用。第一要善于选择其可靠经验，例如五脏大多排列在面部中央，而肾脏偏偏排在两颧，依据肾经阴亏的病人，虚火上升，往往两颧发赤发热；又如肺痨病人面白如纸，但发现潮热症状需要用滋阴药的时期，颧骨也泛红，红得像抹了胭脂一样，从这些来看，有的部分是前人从经验中得来的。其次要明确其主

要还在于辨察明润和枯晦，例如黄疸的目黄和肤黄，必须看其黄如烟熏，或黄如橘皮样，像烟熏的是阴黄，应予温化，橘皮样的是阳黄，应予清利，治法截然不同；又如风温病的面色多清朗，湿温病的面色便多晦滞，虽然同样发热，在诊察时先有敏锐的感觉，这些也是常见的事实。特别要指出的，审察泽和夭，不仅属于病邪方面而与体力极有关系，凡是营养缺乏的面上不会有华色，疲劳过度的在神色也不会焕发。故泽夭可以观察疾病的类别，也可估计体力的强弱，《内经》是掌握了体力和病症两个方面来诊断的，不可不知。

《内经》对于望色并不局限面部，也可在本节内看到。如说"黄赤为风"，是指风热病的面色，而"青黑为痛"，便多见于跌打损伤症；"白为寒"是指阳虚或外感初起的面色，而"黄而膏润为脓"便为肿疡化脓症；还有"赤甚为血"，一种是指失血症，一种可能指的局部充血；至于"痛甚为挛"和"寒甚为皮不仁"，根本与面色没有牵连。于此可见，凡是医师目力观察到的地方，都属于望诊范围，所以《内经》在其他方面还举出了很多例子。如"颈脉动、喘疾、咳、曰水。"又："目裹（即眼皮）微肿如卧蚕起之状，曰水。"又："尿黄赤、安卧者黄疸。"（均见《平人气象论》）又："耳间青筋起者掣病（惊风抽搐一类）。"又："婴儿病其头毛皆逆上者必死。"（均见《论疾诊尺》篇）。由于望法是诊断的第一步，医师凭其积累的临床经验，可以首先得到一些印象，所以前人很重视，列为四诊之首。后来医家发展到望舌，占了望诊中极重要的地位。

［备注］原文"色明不粗"以下四句疑有颠倒，拟改为"色

明不粗，其病不甚，不明不泽，沉夭为甚。"容易理解。

［应用］择要熟记，作为临床上一种参考。望法是极其复杂而细致的，除面色外，还应留意面部表情，如眉头紧皱的多属痛证，用手常按头部或胸、腹部的，必然对该部感到极不舒服。在动作方面，有坐立不安的，也有懒得行动的，或喜侧卧和仰卧、向光和向暗的。症状方面，如汗出、气急、瘙痒，以及皮肤斑疹等。这些都是显而易见的，对诊断有很大帮助，特别是急症和小儿病，必须体会《内经》的精神，细心地、全面地诊察。

［原文］《素问·五脏生成》篇曰："面黄目青，面黄目赤，面黄目白，面黄目黑者，皆不死。面青目赤，面赤目白，面青目黑，面黑目白，面赤目青，皆死。"

［语译］《素问·五脏生成》篇（略）。

［名词浅释］《五脏生成》篇：《素问》的篇名，叙述形体与五脏的关联、饮食对五脏的刺激，及色脉诊断五脏的病变等。

［体会］本节不易理解，症状也极少呈现，大概以后天生气的强弱作为吉凶的判断。黄为脾胃之色，故不死症都有黄色，认为生气尚存；反之，不见黄色，断为后天已败，多归不治。

［应用］略记大意。主要是指出营养的重要。

［补充］《内经》察色，除面目等外，还注意到络脉的颜色，如《经络论》里说："阴络之色应其经，阳络之色变无常，随四时而行也。寒多则凝泣（通"涩"），凝泣则青黑，热多则淖泽，淖泽则黄赤。"这可能是后来儿科察指纹的滥觞。

四、脉诊

脉诊即切脉法，本篇叙述了切脉的部位和脉搏的正常与变化，并指出四诊综合应用的重要性。

[**原文**]《素问·脉要精微论》曰："诊法常以平旦，阴气未动，阳气未散，饮食未进，经脉未盛，络脉调匀，气血未乱，乃可诊有过之脉；切脉动静，而视精明，察五色，观五脏有余不足，六腑强弱，形之盛衰。以此参伍，决死生之分。尺内两傍，则季胁也。尺外以候肾，尺里以候腹。中附上，左外以候肝，内以候鬲。右外以候胃，内以候脾。上附上，右外以候肺，内以候胸中。左外以候心，内以候膻中。"

[**语译**]《素问·脉要精微论》上说，诊病宜在早上，因为病人经过夜间的休息，阴气和阳气都很安定，没有进过饮食，气血也不受波动。此时经络平静调匀没有紧张状态，故能诊出不正常的脉象。然而切脉变化之外，必须观察眼目和面部的神色，五脏、六腑和形体所呈现的症状，将它对比鉴别，然后可以判断预后的良否。

脉的部位，两手尺脉都应季胁界限，尺的前半部候肾，后半部候腹；附在尺之上而居于中的为关脉，左手的前半部候肝，后半部候膈膜，右手的前半部候胃，后半部候脾；上而又附于关部之上为寸脉，右手的前半部候肺，后半部候胸中，左手的前半部候心，后半部候膻中。

[**名词浅释**] 膻中：即心包络，别处也有指胸中气海的。

[**体会**] 切脉的方法，以现存医书来说，最早见载于《内经》。战国时名医秦越人曾加以推阐，至王叔和又系统化起来作成《脉经》，传至朝鲜、日本，又从阿拉伯传至印度，对世界医学曾起巨大影响，成为中医学史上光辉的一页。《内经》又主张与望诊综合应用，特别是对五脏六腑的强弱，认作诊断的重要一环。故张仲景在《伤寒论》和《金匮要略》上指出病、脉、症并治的综合性的统一方法，掌握整体诊断和整体治疗的特点，不可否认都由《内经》启发而来的。

切脉的部位分为寸关尺，究竟怎样定出寸关尺来，《内经》没有说明。《难经》第二难曾说："尺寸者脉之大要会也。从关至尺是尺内，阴之所治也，从关至鱼际是寸内，阳之所治也。故分寸为尺，分尺为寸。"意思是从手臂内侧腕部横纹处鱼际穴至臂湾横纹处尺泽穴长同身寸一尺零九分。自鱼际起分去一寸，再自尺泽起分去一尺，其相交之点即为关部，关以前是寸部为阳，关以后为尺部属阴。此外，《内经》把脏腑分配在两手的所以然，也没有加以解释，后来王叔和、李东垣、滑伯仁、李时珍、张景岳、喻嘉言和本书编者李念莪等所作的脉书里稍有出入，因此引起近人驳斥为惟心的任意支配。其实左寸候心，左关候肝，右寸候肺，右关候脾，两尺候肾，各家都是一律的。在事实上，同一病人的脉，有左与右手大小不同的，也有寸与尺部强弱不同的，也有关部显出特殊的，依据前人的经验作为诊断，自有可信地方。本人曾有这样的看法：前人所指心、肝、脾、肺、肾的症状，是包括心经、肝经、脾经、肺经和肾经的发病，不等于五脏器质的病变。他在某一经病上遇到某一部脉象有特殊变化，即以某一部脉属于某脏。临床上经常见到神经系统的疾患中医所说肝火一类的头昏胀痛，左关脉多特别弦大，消化系统里中医所说脾阳不振的肠鸣泄泻等久病，右关脉也多微弱无力，倘然症是久泻而右关脉弦大，则又认作肝旺而脾受影响，不能用健脾常法治疗。这类例子很多，大半是前人从实践中积累起来的经验，故往往行之有效。所以孤立地强调或夸大切脉的神妙固然不对，贸然加以驳斥也似乎太早，有些地方还待虚心地共同研究。

[应用] 牢记脉位，并时时体会四诊综合应用的精神，可以减少疏忽大意。

[补充]《内经》在本节之后有如下的一节原文："五脏者，中（泛指体内）之守（守卫）也；中（指胸腹）盛脏满（盛和满都是胀闷的意思），气胜伤恐（指肾经）者，声如从室中言（混浊不扬），是中气（指中焦）之湿也；言而微，终日乃复言（不能连续说话者），此夺气（即气虚）也；衣被不敛，言语善恶不避亲疏者，此神明之乱（即神昏）也；仓廪不藏（即泄泻不禁）者，门户（指幽门、阑门和魄门，魄门即肛门）不要也；水泉不止（即小便失禁和遗尿等）者，是膀胱不藏也。得守者生，失守者死。五脏者，身之强也；头者精明之府（府是聚所，与脏腑的腑不同），头倾（不能抬起）视深（目陷无光），精神将夺矣；背者胸中之府，背曲（脊椎无力）肩随（肩不能举），府将坏矣；腰者肾之府，转摇不能，肾将惫矣；膝者筋之府，

屈伸不能，行则偻附（指不能直身，并须扶物行走），筋将备
矣；骨者髓之府，不能久立，行则振掉（动摇貌），骨将惫矣。
得强则生，失强则死。"这些都是显而易见的症状，说明切脉的
时候应注意其他方面来帮助诊断。最好熟记。

[**原文**]《素问·平人气象论》曰："人一呼脉再动，一吸脉
亦再动，呼吸定息脉五动，闰以太息，命曰平人。平人者，不
病也。人一呼脉一动，一吸脉一动，曰少气。人一呼脉三动，
一吸脉三动而躁，尺热，曰病温。尺不热，脉滑曰病风，脉
涩曰痹。人一呼脉四动以上曰死。脉绝不至曰死。乍疏乍数
曰死。"

[**语译**]《素问·平人气象论》上说，人一呼时脉两跳，一
吸时脉也两跳，当一呼一吸成为一息的交换时间较长时，则脉
增一跳，这是为了长息而多余的，都称平人，平人是健康的人。
如果一呼脉一跳，一吸也一跳，便为气虚；一呼脉三跳，一吸
也三跳，再加尺部皮肤发热的，便为热病；尺部皮肤不热而脉
现滑象的为风病，脉现涩象的为痹病。又一呼脉四跳以上，或
脉搏停止，或忽快忽慢没有规律，那都是死候了。

[**名词浅释**]《平人气象论》：《素问》的篇名，专论平人和
病人的脉法，气指经脉的气血，象指脉搏的形象，认为脉象的
变化，由于气血的波动，故称气象。

尺：这里的尺是尺肤的简称，即臂弯尺泽穴以下一尺的部
位，不是寸关尺的尺部。

痹：感受风、寒、湿邪而气血不和，引起骨肉、关节酸痛

麻木一类的病症。

[**体会**] 本节从正常的脉象，举出不正常的脉象作为对比。正常的一息四跳，以一分钟十八息计算，为七十二跳，不及此数称作迟，超过此数称作数，这是指脉搏的至数；在形象方面，滑是滑利，气血活动之象，涩是艰涩，气血郁滞之象。迟脉和数脉是诊断寒证和热证的纲领，滑脉和涩脉是诊断实证和虚证的纲领，故《内经》首先提出，后来滑伯仁添入浮、沉二脉，作为诊断表证和里证的纲领，定出切脉的六纲。

[**应用**] 能熟记最好，为辨别平、病和死脉的一个总纲。

[**原文**]《灵枢·根结》篇曰："一日一夜五十营，以营五脏之精。不应数者，名曰狂生。所谓五十营者，五脏皆受气，持其脉口，数其至也。五十动而不一代者，以为常也，以知五脏之期。予之短期者，乍数乍疏也。"

[**语译**]《灵枢·根结》篇上说，人身气血一昼夜周行五十次，赖以运行五脏的精气，不能符合此数字的，叫做狂生。所说五十周是五脏之气普遍行到，可以切脉来计算其搏动，五十跳内没有歇止，为五脏健全的常态，如果有歇止，便可推测某一脏的衰弱而断其死期，倘再呈现快慢不规律时，则死期更近了。

[**名词浅释**]《根结》篇:《灵枢》的篇名，叙述经脉的根于何穴，结于何穴，作为针灸补泻的依据，故称根结。

狂生：狂是狂妄，即失其常态的人。

[**体会**]《内经》另有《五十营篇》叙述经脉气血的流行，大意是全身经脉长 16 丈 2 尺，一呼脉行 3 寸，一吸亦行 3 寸，

一昼夜为 13500 息，行 810 丈，五十周于身。这是前人对于血液循环的一种估计，但此数字与实际相差甚远，因疑"一日一夜五十营"句，应作"一日一夜各五十营"，比较接近。

[应用] 略记大意。了解我国在很早以前，已知血液的循环，便知用脉搏来诊断内脏的病变，在医学史上是值得注意的。

[原文]《素问·三部九候论》曰："独小者病，独大者病，独疾者病，独迟者病，独热者病，独寒者病，独陷下者病。"

[语译]《素问·三部九候论》上说，在九候里，有一候脉独小，或独大，或独快，或独慢，或独热，或独寒，或独沉伏的，都是病之所在。

[名词浅释]《三部九候论》:《素问》的篇名，专讲三部九候的脉法。三部是指人体头、手和足，九候是在每部中分出三个不同的部位。如下图（图 4）。

三部九候
上部
天：两额的动脉，足少阳经的悬厘穴，诊头额病
地：两颊的动脉，足阳明经的四白穴，诊口齿病
人：耳前的动脉，手少阳经的和髎穴，诊耳目病
中部
天：寸口桡骨动脉，手太阴经的经渠、太渊两穴，诊肺脏病
地：大指次指间桡动脉，手阳明经的合谷穴，诊胸中病
人：掌后锐骨端的尺动脉，手少阴经的神门穴，诊心脏病
下部
天：毛际外股动脉，足厥阴经的阴廉穴，诊肝脏病
地：跟骨上胫后动脉，足少阴经的复溜穴，诊肾脏病
人：鱼腹上腘穴动脉，足太阴经的阴陵泉穴，诊脾胃病

图 4　三部九候

[体会] 凡人体浅表部位的动脉（其下为硬部），都可供脉诊之用，颞动脉和颈动脉在现代医学上也有时应用，可见前人

对于切脉是有相当研究的。本节特别指出三部九候的脉象必须相应，如有一部特异便是病征，可从部位来决定其病灶。不过独寒、独热不是脉象，疑有错误。后来《难经》上所说："三部者寸、关、尺也，九候者浮、中、沉也。"是专指寸口诊法，不能并为一谈。

[应用] 略记大意。

[原文]《素问·方盛衰论》曰："形气有余，脉气不足死；脉气有余，形气不足生。"

[语译]《素问·方盛衰论》上说，形体不虚而脉象虚弱的多死，相反地，脉象不虚而形体虚弱的多生。

[名词浅释]《方盛衰论》:《素问》的篇名，从自然界和人体的有余和不足现象来说明盛衰的道理，从而提出一般的症状和诊法。

[体会] 这是从本质来说明脉诊的重要性。如上所述，切脉必须参证形体的强弱，但形体是外貌，脉象是内脏强弱的具体表现，比如树木的根本，根本败坏，枝叶不会持久繁荣，只要根本有生气，虽然枝叶枯萎，还有苗芽抽条的希望，故在这里又补充脉重于形。这种看法，很可能在一般疾病的某种程度上比较而来的，例如病后骨瘦如柴而脉搏渐向正常的，都能短期内很快恢复，就认为无妨，有些外貌似无病而脉搏不正常，治疗效果减低，便认为难治了。所以真的形肉消脱，《内经》也当作预后不良症之一，不能以此作为定论。

[应用] 能熟记最好。如果病人肌肉消瘦，形容憔悴，只要

脉搏没有特殊变化，并能接受营养的，都无大碍。

[原文]《素问·脉要精微论》曰："持脉有道，虚静为保。春日浮，如鱼之游在波；夏日在肤，泛泛乎万物有余；秋日下肤，蛰虫将去；冬日在骨，蛰虫周密，君子居室。故曰知内者，按而纪之；知外者，终而始之。此六者，持脉之大法。"

[语译]《素问·脉要精微论》上说，切脉要平心静气，并且结合四时气候。春夏阳气生长脉多见浮，春则如鱼在波、浮而不显，夏则如万物盛满、浮而有力，秋冬阳气收藏脉多见沉，秋则微沉如蛰虫欲静，冬则沉如蛰虫深藏。再按内脏的部位和体表的经络路线，寻求发病的根源，这是切诊的六个大法。

[体会]人们饮食起居，多会影响脉搏，自然环境的转变，人体受着冷热刺激，脉象也有波动。显见的如饮酒、奔走、脉来加数，有些病人衣服穿得过多，或厚被盖复，热得流汗，往往脉如发热不静。这些都说明切脉时候要细心地多方面观察，才能了解真相。

[应用]略记大意。

[原文]《素问·玉机真脏论》曰："春脉者，肝也，东方木也，万物之所以始生也。故其气来软弱轻虚而滑，端直以长，故曰弦。反此者病。其气来实而强，此谓太过，病在外；其气来不实而微，此谓不及，病在中。太过则令人善忘，忽忽眩冒而巅疾；其不及则令人胸痛引背，下则两胁胠满。夏脉者，心也，南方火也，万物之所以盛长也。故其气来盛去衰，故曰钩。

反此者病。其气来盛去亦盛，此谓太过，病在外；其气来不盛去反盛，此谓不及，病在中。太过则令人身热而肤痛，为浸淫；其不及则令人烦心，上见咳唾，下为气泄。秋脉者，肺也，西方金也，万物之所以收成也。故其气来轻虚以浮，来急去散，故曰浮。反此者病。其气来毛，而中央坚，两傍虚，此谓太过，病在外；其气来毛而微，此谓不及，病在中。太过则令人逆气而背痛，愠愠然；其不及则令人喘，呼吸少气而咳，上气见血，下闻病音。冬脉者，肾也，北方水也，万物之所以合藏也。故其气来沉以搏，故曰营。反此者病。其气来如弹石者，此谓太过，病在外；其去如数者，此谓不及，病在中。太过则令人解㑊，脊脉痛，而少气不欲言；其不及则令人心悬如病饥，䏚中清，脊中痛，小腹满，小便变。脾脉者，土也，孤脏以灌四旁者也。善者不可得见，恶者可见。其来如水之流者，此谓太过，病在外；如鸟之喙者，此谓不及，病在中。"

[语译]《素问·玉机真脏论》。（略）

[名词浅解]《玉机真脏论》：《素问》的篇名，上半篇叙述五脏太过和不及的脉象与症状，下半篇叙述五脏的真脏脉，真脏的意思是脉来没有胃气，暴露了五脏的真相。当时珍视这篇文章，故称玉机。

[体会]文内引用四时作陪，实际仍以五脏为主，它指出的弦、钩、毛、石为肝、心、肺、肾的平脉，借用实物来作形容，需要细细分辨体会。又从强弱来判断本脏虚实，着重在外邪和内伤的区分，故说"太过病在外，不及病在中"是本节的关键。

[应用]略记大意。

[**原文**]《素问·平人气象论》曰："夫平心脉来，累累如连珠，如循琅玕，曰心平。夏以胃气为本。病心脉来，喘喘连属，其中微曲，曰心病。死心脉来，前曲后居，如操带钩，曰心死。平肺脉来，厌厌聂聂，如落榆荚，曰肺平。秋以胃气为本，病肺脉来，不上不下，如循鸡羽，曰肺病，死肺脉来，如物之浮，如风吹毛，曰肺死。平肝脉来，软弱招招，如揭长竿末梢，曰肝平。春以胃气为本。病肝脉来，盈实而滑，如循长竿，曰肝病。死肝脉来，急益劲，如新张弓弦，曰肝死。平脾脉来，和柔相离，如鸡践地，曰脾平。长夏以胃气为本。病脾脉来，实而盈数，如鸡举足，曰脾病。死脾脉来，锐坚如鸟之喙，如鸟之距，如屋之漏，如水之流，曰脾死。平肾脉来，喘喘累累如钩，按之而坚，曰肾平。冬以胃气为本。病肾脉来，如引葛，按之益坚，曰肾病。死肾脉来，发如夺索，辟辟如弹石，曰肾死。"

[**语译**]《素问·平人气象论》。（略）

[**体会**]把胃气做中心，论述五脏的平脉、病脉和死脉。所谓胃气，是在五脏不同脉象中具有一种和缓现象，失去此和缓现象便为真脏脉。

[**应用**]略记大意。

[**原文**]《素问·脉要精微论》曰："夫脉者，血之府也。长则气治，短则气病；数则烦心，大则病进；上盛则气高，下盛则气胀；代则气衰，细则气少，涩则心痛；浑浑革至如涌泉，病进而色弊；绵绵其去如弦绝，死。"

　　[**语译**]《素问·脉要精微论》上说，脉是血管，故脉来长为气血充盛，短为气血有病，快为烦热，大为邪实，寸脉有力为气喘于上，尺脉有力为气滞于下，歇止为气血衰微，细小为气血不足，艰涩不利为气血凝滞而心痛。一般脉来急躁坚实，好像泉水上涌的为病邪亢进，软弱如棉而骤然像弓弦断绝的多是死脉。

　　[**体会**]上二节为三部九候法，本节是寸口脉诊法，主要从相对的脉象上来辨别体力衰弱和病邪亢进。

　　[**补充**]关于相对的脉象，《灵枢·邪气脏腑病形》篇以缓、急、大、小、滑、涩六脉为纲领，观察五脏病变。如说："心脉急甚为瘈疭，微急为心痛引背，食不下。缓甚为狂笑，微缓为伏梁（心积的专名），在心下，上下行，时唾血。大甚为喉吤，微大为心痹引背，善泪出。小甚为善哕，微小为消瘅。滑甚为善渴，微滑为心疝引脐，小腹鸣。涩甚为瘖，微涩为血溢（即出血），维厥（四肢冷），耳鸣，颠（通"巅"，指头部）疾。肺脉急甚为癫疾，微急为肺寒热，怠惰，咳吐血，引腰、背、胸，若鼻息肉不通。缓甚为多汗，微缓为痿瘘，偏风，头以下汗出不可止。大甚为胫肿，微大为肺痹引胸背，起恶日光。小甚为泄，微小为消瘅。滑甚为息贲（肺积的专名）上气，微滑为上下出血。涩甚为呕血，微涩为鼠瘘，在颈支腋之间，下不胜其上，其应善酸矣。肝脉急甚者为恶言，微急为肥气（肝积的专名），在胁下，若覆杯。缓甚为善呕，微缓为水瘕痹（积水一类病）也。大甚为内痈，善呕衄，微大为肝痹阴缩，咳引小腹。小甚为多饮，微小为消瘅。滑甚为癀疝，微滑为遗尿。涩甚为

溢饮，微涩为瘕、挛、筋痹。脾脉急甚为瘛疭，微急为膈中满，食饮入而还出，后沃沫。缓甚为痿厥，微缓为风痿，四肢不用，心慧然若无病。大甚为击仆，微大为疝气，腹里大，脓血，在肠胃之外。小甚为寒热，微小为消瘅。滑甚为㿉癃，微滑为虫毒蛔蝎腹热。涩甚为肠㿉，微涩为内㿉，多下脓血。肾脉急甚为骨癫疾，微急为沉厥奔豚，足不收，不得前后。缓甚为折脊（脊痛如折），微缓为洞，洞者食不化，下嗌还出。大甚为阴痿，微大为石水，起脐以下至小腹，腄腄然上至胃脘，死不治。小甚为洞泄，微小为消瘅。滑甚为癃癃，微滑为骨痿，坐不能起，起则目无所见。涩甚为大痈，微涩为不月（月经闭阻）、沉痔。"又说明所以然之故："诸急者多寒，缓者多热，大者多气少血（阳盛阴衰的意思），小者血气皆少，滑者阳气盛微有热，涩者少血少气微有寒。"

[应用] 能熟记最好，在病人主诉时，可以估计病势，也可推测体力。

[原文]《素问·大奇论》曰："脉至浮合，浮合如数，一息十至以上，是经气予不足也，微见九十日死。脉至如火薪然，是心精之予夺也，草干而死。脉至如散叶，是肝气予虚也，木叶落而死。脉至如省客，省客者，脉塞而鼓，是肾气予不足也，悬去枣华而死。脉至如泥丸，是胃精予不足也，榆荚落而死。脉至如横格，是胆气予不足也，禾熟而死。脉至如弦缕，是胞精予不足也，病善言，下霜而死，不言可治。脉至如交漆，交漆者，左右傍至也，微见三十日死。脉至如涌泉，浮鼓肌中，

太阳气予不足也，少气，味韭英而死。脉至如颓土之状，按之不得，是肌气予不足也，五色先见黑，白垒发死。脉至如悬雍，悬雍者，浮揣切之益大，是十二俞之予不足也，水凝而死。脉至如偃刀，偃刀者，浮之小急，按之坚大急，五脏菀热，寒热独并于肾也，如此其人不得坐，立春而死。脉至如丸，滑不直手，不直手者，按之不可得也，是大肠气予不足也，枣叶生而死。脉至如华者，令人善恐，不欲坐卧，行立常听，是小肠气予不足也，季秋而死。"

[名词浅释]《大奇论》:《素问》的篇名，承接《奇病论》加以补充，认为比《奇病论》的脉症还要广大奇异，故名大奇。

[体会]借事物来形容难以言状的死脉，都是心脏极度衰弱和脉管硬变弛纵的现象，故至数和调节，与寻常脉象大不相同。后世脉书有七怪脉：一雀啄，二屋漏，三弹石，四解索，五鱼翔，六虾游，七釜沸，同一意义。由于这些怪脉，都在病人迫近死亡时发现，故极少见到。

[应用]略记大意。

[原文]《素问·三部九候论》曰："形盛脉细，少气不足以息者危；形瘦脉大，胸中多气者死。形气相得者生，参伍不调者病。三部九候，皆相失者死。形肉已脱，九候虽调，犹死。七诊虽见，九候皆从者，不死。"

《素问·阴阳别论》曰："凡持真脉之脏脉者，肝至悬绝急，十八日死。心至悬绝，九日死。肺至悬绝，十二日死。肾至悬绝，七日死。脾至悬绝，四日死。"

《素问·平人气象论》曰："妇人手少阴脉动甚者，妊子也。（又）《阴阳别论》曰：阴搏阳别，谓之有子。"

[**语译**]《素问·三部九候论》上说，形充、脉细、气少呼吸困难的是死症，形瘦、脉大、气逆胸中胀闷的也是死症。故形和气符合的主生，三部九候脉不相协调的主病，完全不调匀的主死。也有九候脉虽调，形肉已经脱尽的还是主死，只有一候脉见独大、独小等而其他调和的不在此例。

《素问·阴阳别论》说，在真脏脉方面，见到虚而无根，肝为十八天死，心为九天死，肺为十二天死，肾为七天死，脾为四天死。

《素问·平人气象论》上说，妇人的手少阴脉独见滑动的为妊娠现象。

《素问·阴阳别论》上说，阴脉搏动，不同于阳脉所致的滑动，可断为妊娠。

[**体会**]切脉诊病的，重要关键在于脉症相符，阳病得阳脉，阴病得阴脉叫做顺，相反地阳病得阴脉，阴病得阳脉叫做逆。换一句说，有怎样的症，就应该有怎样的脉，如果不相符合，必有特殊情况，往往预后不良。所以《伤寒论》上有很多地方主张舍脉从症或是舍症从脉，作为治疗的紧急措施。但本节虽然举出形、脉和症状三项比较，主要还是形体和脉象，故形气相合是全篇的主脑，气即指脉气，所以下文都讲脉的变化了。妊娠的脉象，后人根据《内经》这一条文，多以滑脉作为诊断的标准，虽然也有说洪大的，也有说沉实的，基本上还是相同。但妊娠初期的脉，有不少涩而不滑，或者细而不大，所

以很难尽信。《素问·腹中论》里说过："何以知怀子之且生也，曰身有病而无邪脉也。"身有病是指月经停止或妊娠应有的症状，无邪脉是指没有病脉，我认为这样说法，比较具体。

[备注]原文把妊娠脉两条附在《三部九候论》里是编错的，兹改正。

[应用]择要熟记。观察形体属于望法，应参考色诊篇。

[原文]《素问·征四失论》曰："诊病不问其始，忧患饮食之失节，起居之过度，或伤于毒，不先言此，卒持寸口，何病能中。妄言作名，为粗所穷。"

[语译]《素问·征四失论》上说，诊病不问病史，不问病人有否精神刺激、饮食的损伤，对工作上有否疲劳过度，或是否药物和食物中毒，匆促地切脉是不会了解病情的。因而胡说乱道，都易造成业务上的过失。

[名词浅释]《征四失论》:《素问》的篇名，检查了医生的四种过失。主要是指出精神不专，不能全心全意为病人服务，遂使诊断上容易犯错误。

[体会]诊断的目的，是在求得病因，根据病因，才能定出治疗的方针，故诊断必须多方面考察，深入地进行了解。切脉为四诊之一，当然有它可靠的一面，但问诊也是极其重要的一环。有些对于问诊觉得茫无头绪，我认为，张景岳的《十诊歌》很好："一问寒热二问汗，三问头身四问便，五问饮食六问胸，七聋八渴俱当辨，九问旧病十问因，更添服药参机变，妇人尤必问经期，迟速闭崩皆可见，再添片语告儿科，痣、花（天

花）、麻疹全占验。"

　　［应用］能熟记最好。这是问诊的提要：怎样起病的？有多少时候了？有没有受到刺激？有没有吃坏东西？近来的生活情况好吗？有没有疲劳？大夫瞧过没有？吃过哪些药？这样很自然地一系列的询问，似乎极平常的，实际与病人主诉都会发生联系。

五、藏象

藏是内脏，象是形象。本篇叙述内脏的生理机能和反映在体表的形态，再从内脏的性质上结合到自然界一切事物。说明人体是完整的、有机的联系，并和外界环境的统一性。

[原文]《素问·灵兰秘典论》曰："心者，君主之官也，神明出焉。肺者，相傅之官，治节出焉。肝者，将军之官，谋虑出焉。胆者，中正之官，决断出焉。膻中者，臣使之官，喜乐出焉。脾胃者，仓廪之官，五味出焉。大肠者，传道之官，变化出焉。小肠者，受盛之官，化物出焉。肾者，作强之官，伎巧出焉。三焦者，决渎之官，水道出焉。膀胱者，州都之官，津液藏焉，气化则能出矣。凡此十二官者，不得相失也。故主明则下安。以此养生则寿，殁世不殆。以为天下，则大昌。主不明，则十二官危。使道闭塞而不通，形乃大伤。以此养生则殃。以为天下者其宗大危。戒之戒之。"

[语译]《素问·灵兰秘典论》上说，人体的内脏，心如一国的领袖，掌握了人的生命和精神活动；肺如相国，调节一身气分；肝如将军，发挥一切谋略；肾如作强之官，充实智力和技巧；胆如中正之官，具有判断能力；膻中如臣使之官，赖以传达意志；脾和胃是管理仓库的官，储藏营养的场所；再由小肠管理接受，消化的东西由此运输；大肠管理传导，所有糟粕

由此排出；三焦主持水利，疏通河道；膀胱最低好像州县，主蓄水液，兼有气化功能。这是十二内脏的任务，不能有失职的。（下略）

[名词浅释]《灵兰秘典论》:《素问》的篇名，引用行政机构来说明内脏的关系，曾藏灵兰之室作为秘笈。

伎：通"技"。

膻中：即心包络，别的地方也有指胸中气海的。

[体会]本节是前人对于内脏生理的理性的概括。古代的生理研究，当然不能与现代医学来比较，但曾经下过一番实验功夫是可以看到的。《内经》上曾说："八尺之士，皮肉在此，外可度量切循而得之，其死可解剖而视之。"并在《本脏》篇、《肠胃》篇和《平人绝谷》篇等里面都有详细记录，可以明白前人的生理知识也是从解剖得来的。这里仅仅提出内脏的主要功能，说明一脏虽然有一脏的职务，不能机械地把它孤立起来，正如国家的行政机构，必须取得上下密切联系，才能把整个工作做好。并把心作为最高领导者，从它的功能来看，包括了脑的作用。中医治病的特点，就建立在这整体的原则上。

[备注]《刺法》篇内作"脾者谏议之官，知周出焉"，应加改正，以符十二官的数字。

[应用]能熟记最好，在诊治时随时取得联系。

[原文]《素问·六节藏象论》曰："心者，生之本，神之变也。其华在面，其充在血脉。为阳中之太阳，通于夏气。肺者，气之本，魄之处也。其华在毛，其充在皮。为阳中之太阴，通

于秋气。肾者，主蛰，封藏之本，精之处也。其华在发，其充在骨。为阴中之少阴，通于冬气。肝者，罢极之本，魂之处也。其华在爪，其充在筋，以生血气。其味酸，其色苍。此为阳中之少阳，通于春气。脾、胃、大肠、小肠、三焦、膀胱者，仓廪之本，营之居也。名曰器。能化糟粕、转味而入出者也。其华在唇四白，其充在股，其味甘，其色黄，通于土气。凡十一脏，取决于胆也。"

[语译]《素问·六节藏象论》上说，心是生命的根本，主持着精神活动，它的华色见于颜面，能使血脉充实，性质是阳中的太阳，同于夏气。肺是气的根本，藏魄的场所，它的华色见于毫毛，能使皮肤充实，性质是阳中的太阴，同于秋气。肾主蛰伏，是闭藏的根本，也是固藏精气的场所，它的华色见于发，能使骨髓充实，性质是阴中的少阴，同于冬气。肝是耐劳的根本，藏魂的场所，它的华色见于爪甲，能使筋充实，生长血气，味属酸，色属青，性质是阳中的少阳，同于春气。脾是饮食的根本，藏营的场所，它的华色见于口唇四围，能使肌肉充实，味属甘，色属黄，性质同于土气。此外，胃、大肠、小肠、三焦和膀胱称作器，它的功能是受纳饮食，从而消化、吸收和排泄。这五脏六腑的强弱，可从胆的壮怯作为判断。

[名词浅释]《六节藏象论》：《素问》的篇名，因为六六为节，结合藏象，故名。六六为节是以六十日甲子一周为一节，六六三百六十日成为一岁。

[体会]把体表划分在五脏管辖区域之内，指出五脏起着全身的领导作用，使体表局部疾患得到一个治疗的根据，是有

相当价值的。中医依此理论来辨证用药，如因疲劳过度而引起的面色憔悴、脉细、皮肤粗糙、脱发、筋骨痿软乏力、指甲枯竭和口唇淡白等症，分经滋补，均能收到良好效果。所说分经，便是在类似的药物功效里，分别哪一脏的病应该使用哪一种药，不能为了类似而笼统使用。例如常用的黄连和黄柏，它的性味同样苦寒无毒，主要作用同样是泻火清热，由于黄连入心经兼入肝、胆、脾、胃、大肠五经，黄柏入肾与膀胱两经，在应用上就有明显的界限。不难看到，古方里黄连的用处如黄连阿胶鸡子黄汤、黄连泻心汤、葛根黄芩黄连汤等；黄柏的用处如滋肾通关丸、知柏八味丸等，都不允许随便改变。虽然白头翁汤和三黄石膏汤等黄连、黄柏也可同用，但正因其同用，可以进一步认识所以同用的缘故。这种细致的分析，毫无疑问是前人的实践经验，如果对这一点不够重视，处方时定然会犯隔靴搔痒之诮。理由很简单，中医的生理、病理、诊断和用药法都是一个理论体系的，抛弃了用药的法则，也就忽视了生理、病理和诊断的指导，如何会丝丝入扣呢？因在本节里乘便交代，也说明了钻研古典著作必须结合实际，才有意义。

　　[备注] 本节末段，原文作："脾、胃、大肠、小肠、三焦、膀胱者，仓廪之本，营之居也，名曰器，能化糟粕转味而入出者也，其华在唇四白，其充在肌，其味甘，其色黄，通于土气。"现拟改为："脾者仓廪之本，营之居也，其华在唇四白，其充在肌，其味甘，其色黄，通于土气。胃、大肠、小肠、三焦、膀胱，名曰器，能化糟粕转味而入出者也。"并在胃上应添胆字，以符十一脏之数，是否有当，提供参考。

［**应用**］择要熟记，并与以下几节结合，用处较广。

［**原文**］《灵枢·本输》篇曰："肺合大肠，大肠者，传道之府。心合小肠，小肠者，受盛之府。肝合胆，胆者，中清之府。脾合胃，胃者，五谷之府。肾合膀胱，膀胱者，津液之府也。少阳属肾，肾上连肺，故将两脏。三焦者，中渎之府也，水道出焉，属膀胱，是孤之府也。"

［**语译**］《灵枢·本输》篇上说，肺与大肠相结合，大肠是传送排泄的机构，心与小肠相结合，小肠是接受消化的机构，肝与胆相结合，胆是中藏清汁的机构，脾与胃相结合，胃是存储谷食的机构，肾与膀胱相结合，膀胱是蓄积水液的机构。少阳归属肾脏，而又上连于肺，故单独管领两脏，少阳即三焦，相等于水沟，通到膀胱，由于三焦贯彻胸腹腔上中下三部，至大无偶，故称孤府。

［**名词浅释**］《本输》篇:《灵枢》的篇名，输通"腧"，也简作"俞"。篇内指出脏腑经脉由出而入，由外而内，并详其俞穴部位，故名。

合：一脏一腑相结合，也称表里。

［**体会**］"合"含有合而成功的意思，故着重在功能的结合，其实经络方面本有联络，可以参看。这种脏腑的结合，前人认为有脏以为体，即有腑以为用，脏之气行于腑，腑之精归于脏，就是《内经》所说"阴阳表里相输应也"，所以也称"表里"。必须分辨，《内经》所说的内脏，不等于现代医学所说的某一脏器。它在书里所指的心的功能包括循环系和脑，肺的功能包括

呼吸系和皮肤的作用，肝的功能包括神经系和循环系的一部，脾的功能包括整个的消化系统，肾的功能包括泌尿系、生殖系、内分泌和新陈代谢以及脑的一部分。通过了本节的脏腑相合，尤其可以看到前人重脏不重腑的原因，是由于五脏掌握了整体的功能，这种理论，很可能是前人依据解剖所得的印象，再就临床实践中所得的经验，用推理方法把它联系而成，故在临床上有它一定的成效，而很难用现代医学加以解释。

　　三焦究竟是什么？也是很难明确指出的。如果从以经解经的方式来论，《灵枢·荣卫生会》篇里说："上焦出于胃上口，并咽（食道）以上，贯膈而布胸中；中焦亦并出胃中，出上焦之后；下焦者别回肠，注于膀胱而渗入焉。"又《难经》第三十一难也说："上焦者在心下，下膈，在胃上口；中焦者在胃中脘；下焦者当膀胱上口。"这是说明了三焦的部位。《灵枢》里还说："上焦如雾，中焦如沤，下焦如渎。"在《难经》也说："上焦主纳而不出，中焦主腐熟水谷，下焦主分泌清浊，出而不纳以传导也。"这又说明了三焦的功用。于此可见三焦对于内脏都有联系，本节里"少阳属肾，肾上连肺，故将两脏"和"属膀胱"等句，是指三焦起于肾，从肾而上行则连肺，下行则连膀胱，管领了肺与膀胱两个脏腑。李念莪引张景岳的注译，以为"三焦为中渎之府，膀胱为津液之府，肾以水脏而领水府，故肾得兼将两脏，"恐有可商之处。（考《甲乙经》少阳作少阴，那么两脏是指膀胱和肺）由于三焦不同其他内脏，故治三焦病，在上则治心、肺，在中则治脾、胃，在下则治肾与膀胱，离开了内脏来专治三焦是没办法的。相对地，心包络是心脏的外膜，虽然自成一脏，与其他内脏也不同，临床上没法离开了心脏来单独治疗，这样，在本节里也就不说倒相合了。

[补充]《内经》还有五脏所合，指出五脏与形体的关系。《五脏生成篇》里说："心之合脉也，其荣色也，其主肾也；肺之合皮也，其荣毛也，其主心也；肝之合筋也，其荣爪也，其主肺也；脾之合肉也，其荣唇也，其主肝也；肾之合也，其荣发也，其主脾也。"

[应用]最好熟记，对某些疾病可以不用直接治疗收效，或者脏腑间同时治疗而收效更快。

[原文]《素问·金匮真言论》曰："东方青色，入通于肝，开窍于目，藏精于肝。其病发惊骇，其味酸，其类草木，其畜鸡，其谷麦，其应四时，上为岁星，是以春气在头也。其音角，其数八，足以知病之在筋也，其嗅臊。南方赤色，入通于心，开窍于耳，藏精于心。故病在五脏。其味苦，其类火，其畜羊，其谷黍，其应四时，上为荧惑星，是以知病之在脉也。其音征，其数七，其嗅焦。中央黄色，入通于脾，开窍于口，藏精于脾，故病在舌本。其味甘，其类土，其畜牛，其谷稷，其应四时，上为镇星，是以知病之在肉也。其音宫，其数五，其嗅香。西方白色，入通于肺。开窍于鼻，藏精于肺，故病在背。其味辛，其类金，其畜马，其谷稻，其应四时，上为太白星，是以知病之在皮毛也。其音商，其数九，其嗅腥。北方黑色，入通于肾。开窍于二阴，藏精于肾，故病在谿。其味咸，其类水，其畜彘，其谷豆，其应四时，上为辰星，是以知病之在骨也。其音羽，

其数六，其嗅腐。"

[原文]《素问·阴阳应象大论》曰："东方生风，风生木，木生酸，酸生肝，肝生筋，筋生心，肝主目；其在天为玄，在人为道，在地为化，化生五味；道生智，玄生神；神在天为风，在地为木，在体为筋，在脏为肝，在色为苍，在音为角，在声为呼，在变动为握，在窍为目，在味为酸，在志为怒；怒伤肝，悲胜怒；风伤筋，燥胜风；酸伤筋，辛胜酸。南方生热，热生火，火生苦，苦生心，心生血，血生脾，心主舌；其在天为热，在地为火，在体为脉，在脏为心，在色为赤，在音为徵，在声为笑，在变动为忧，在窍为舌，在味为苦，在志为喜；喜伤心，恐胜喜；热伤气，寒胜热；苦伤气，咸胜苦。中央生湿，湿生土，土生甘，甘生脾，脾生肉，肉生肺，脾主口；其在天为湿，在地为土，在体为肉，在脏为脾，在色为黄，在音为宫，在声为歌，在变动为哕，在窍为口，在味为甘，在志为思；思伤脾，怒胜思；湿伤肉，风胜湿；甘伤肉，酸胜甘。西方生燥，燥生金，金生辛，辛生肺，肺生皮毛，皮毛生肾，肺主鼻；其在天为燥，在地为金，在体为皮毛，在脏为肺，在色为白，在音为商，在声为哭，在变动为咳，在窍为鼻，在味为辛，在志为忧；忧伤肺，喜胜忧；热伤皮毛，寒胜热；辛伤皮毛，苦胜辛。北方生寒，寒生水，水生咸，咸生肾，肾生骨髓，髓生肝，肾主耳；其在天为寒，在地为水，在体为骨，在脏为肾，在色为黑，在音为羽，在声为呻，在变动为栗，在窍为耳，在味为咸，在志为恐，恐伤肾，思胜恐；寒伤血，燥胜寒；咸伤血，甘

胜咸。"

[**体会**] 这两节把人体结合到外界一切，作出分类的归纳，企图解释人与自然界的现象和各个方面的联系问题，在医学上有其可取的部分，但决不能机械运用。兹列表如下（表2）。

表2 人与自然界现象及各方面对应关系

自然界和其他方面												人体						
方位	季节	气候	星宿	品类	动物	植物	嗅	味	色	音	数	内脏	七窍	形体	志	声	病所	病态
东	春	风	岁	草木	鸡	麦	臊	酸	青	角	八	肝	目	筋	怒	呼	颈项	握
南	夏	热	荧惑	火	羊	黍	焦	苦	赤	徵	七	心	舌	脉	喜	笑	胸胁	忧
中央	长夏	湿	镇	土	牛	稷	香	甘	黄	宫	五	脾	口	肉	思	歌	脊	哕
西	秋	燥	太白	金	马	稻	腥	辛	白	商	九	肺	鼻	皮毛	忧	哭	肩背	咳
北	冬	寒	辰	水	彘	豆	腐	咸	黑	羽	六	肾	二阴	骨	恐	呻	腰股	慄
							臭即气			徵读如"纸"							另一节补入	忧指气逆

"东方生风，风生本"等"生"字，含有联系的意思，与"其类草木，其类土"等同一用意。"在天为玄，在人为道，在地为化，化生五味，道生智，玄生神"六句，推求天地和人的变化的来由，正如李念莪所谓"莫可名状，强名曰神。""悲胜怒，恐胜喜，怒胜思，喜胜忧，思胜恐"五句，后人作为精神治疗的根据，但主要是说明情绪的兴奋与抑制的关系，一般泛引五行生克来解说，容易使人把具有惟物论的五行学说误会到惟心方面去，似可考虑。

　　五行学说从阴阳发展，亦为中医基本理论之一。把木、火、土、金、水作为物质的元素，代表着自然界客观事物的存在和变化，据郭沫若先生研究：印度的四大说，希腊的四原子说，有相平行的地方。中医学引用这种古代哲学来说明有机体的生理、病理过程以及自然界的变化，与阴阳是分不开的，并且不是玄妙神秘的。余云岫在《灵素商兑》里对阴阳五行大肆攻击，显然荒谬，还有人以为阴阳可存，五行当废，那更自郐而下了。因此，本人同意江苏省中医学校的讲法："阴阳这一机动的代名词，是中国古代人民从自然观察到相互对立的现象而创造出来的，五行也是一个机动的代名词，它是从观察相互对立现象基础上发展起来的。相互对立就是相互矛盾，自然界的一切虽然存在着矛盾现象，但这种矛盾并不是一成不变的永久矛盾，它也有统一的时候。矛盾和统一是互相存在的，这是主要的一方面，矛盾既然可以得到统一，统一以后又能发生矛盾，那么在这两者之间必然有一个复杂的过程，这个过程的内容，就是运动、联系、抗拒、变化、发展等等。古人从自然界中观察到这种种现象，认为阴阳仅能说明一切事物的矛盾和统一，却不足以包括这种复杂的演变，于是便以五行来说明一切事物运动发展的过程。这一方法，在当时是普遍运用着的，并且成为一种最好的归纳、演绎法则，《内经》著作的萌始，正当诸子百家著书立说的时代，阴阳五行学说便很自然地渗透到医学领域。因为那时医家已经认识到人体和自然界有着非常密切的关系，为了要说明人体的变化及人体和自然界的关系，舍去阴阳、五行就不可能有更好的代表学说了。即是今天研究中医学，从阴阳、五行理论观点上来作学术探讨，认为离开了阴阳、五行仍然没有更好的学说来代表它。这固然是由于中医学理有其独特的一面，同时阴阳、五行是从惟物观点出发的，它本身就备具着一个科学核心，这也是事实。"(《内经讲义》)我们明白了阴阳、五行的来历和本质，自然不会看作和星相卜巫者命定论一流，也不会漫无边际地空谈生克了。相反地，正因为阴阳、五行具有科学的哲学内容，还值得我们重新来研究。

［应用］略记大意。

［原文］《灵枢·本神》篇曰："天之在我者德也，地之在我者气也，德流气薄而生者也。故生之来谓之精，两精相搏谓之神，随神往来者谓之魂，并精而出入者谓之魄。所以任物者谓之心。心有所臆谓之意，意之所存谓之志，因志而存变谓之思，因思而远慕谓之虑，因虑而处物谓之智。心怵惕思虑则伤神，神伤则恐惧自失，破䐃脱肉，毛悴色夭，死于冬。脾愁忧而不解则伤意，意伤则悗乱，四肢不举，毛悴色夭，死于春。肝悲哀动中则伤魂，魂伤则狂妄不精，不精则不正，当人阴缩而挛筋，两胁骨不举，毛悴色夭，死于秋。肺喜乐无极则伤魄，魄伤则狂，狂者意不存人，皮革焦，毛悴色夭，死于夏。肾盛怒而不止则伤志，志伤则喜忘其前言，腰脊不可以俯仰屈伸，毛悴色夭，死于季夏。恐惧而不解则伤精，精伤则骨酸痿厥，精时自下。"

［语译］《灵枢·本神》篇上说，天所赋予我的是德，地所赋予我的是气，天地缊缊，然后成形。故人生的原始叫做精，

经男女交媾而有生机叫做神，阴阳二气由此发展，在阳而近乎神的叫做魂，在阴而近乎精的叫做魄。等到脱离母体以后，靠他自主的叫做心，心里想而未定叫做意，意已决定叫做志，因志而反复打算叫做思，因思考而由近及远叫做虑，因考虑而毅然处理叫做智。由于这些意识都靠精神活动，故七情的刺激最易损害内脏，例如：惊惕思虑能伤心，心藏神，神伤便会失其自主，久而大肉消瘦，皮色枯悴，死于冬季；忧愁不解能伤脾，脾藏意，意伤便会胸膈烦闷，手足无力，皮色憔悴，死于春季；悲哀过分能伤肝，肝藏魂，魂伤便会狂妄而不能精明公正，使人前阴萎缩，筋腱拘急，两胁不能舒张，皮色枯悴，死于秋季；喜乐过度能伤肺，肺藏魄，魄伤便会形如癫狂不识人，皮色枯悴，死于夏季；大怒不止能伤肾，肾藏志，志伤便会记忆力衰退，腰脊不能俯仰转动；如果恐惧经久，也能伤肾，肾又藏精，精伤则骨节酸疼，足软且冷，并有遗精滑泄等症，皮色枯悴，死于夏季之末。

［名词浅释］《本神》篇：《灵枢》的篇名，专述五脏的神志及其病变。

［体会］中医分疾病为外感和内伤两大类，也就是以六淫和七情作为疾病的主要因素。其实，七情也是外在因素之一，假如没有外界的刺激，不会引起情绪的波动，七情里所说喜、怒、悲、恐等等，事实上，都是由当时的外界刺激或以前的刺激痕迹所引起的。但是与一般的外因发病毕竟有所不同，这问题比较复杂，准备另作专题讨论。目前所提出的是关于诊治方面的几个意见：①七情刺激的强弱，在病症上有显著的差别；②形

成七情病过程的缓急，病理上并不一致；③七情病的新久，对治疗方面有相当距离；④病人的体质和敏感，应予顾及。故本节里所说"盛怒""喜乐无极""忧愁不解"以及病症的轻重、久暂等，需要细细体味，结合到临床经验，才会有深一层的认识。

[应用] 择要熟记。精神刺激能引起不同变化的反应，并使内在生活情况改变，熟悉以后，可以在治疗上得到分别处理的概念。

[原文]《素问·经脉别论》曰："食气入胃，散精于肝，淫气于筋。食气入胃，浊气归心，淫精于脉。脉气流经，经气归于肺，肺朝百脉，输精于皮毛，毛脉合精，行气于肺。府精神明，留于四脏，气归于权衡。权衡以平，气口成寸，以决生死。饮入于胃，游溢精气，上输于脾，脾气散精，上归于肺，通调水道，下输膀胱，水精四布，五经并行，合于四时，五脏阴阳，揆度以为常也。"

[语译]《素问·经脉别论》上说，食物入胃，经过消化后把精华送到肝脏，经肝脏把一部分送至筋肉方面，食物入胃后的另一部分传送心脏，使血液变厚，充实脉管，通过全身循环流遍经脉，再回到肺，所以肺是好像朝会百脉的地方（当肺帮助心脏输送血液，也会到达皮肤，经皮毛和血液的作用后再回到肺）。这样，使四脏都得到营养而得以平衡，因平衡而可以在寸口切脉以决疾病的吉凶。水入于胃，由气化而把精气输送于脾，再送到肺，一部分经三焦下注膀胱，这样，也是四布到体

内五脏。这些都是符合四时阴阳升降的道理，并可度量五脏的正常现象。

[**名词浅释**]《经脉别论》:《素问》的篇名，言三阴三阳的脉象各不相同，宜加区别。

淫：有溢满而外出的意思。

浊气：这里是指浓厚的血气。

[**体会**]本节叙述饮食消化过程的概况，目的是在说明寸口所以能作为诊断疾病的理由。

[**应用**]略记大意。

[**原文**]《素问·五运行大论》曰:"病之生变何如？岐伯曰：气相得则微，不相得则甚。帝曰：主岁何如？岐伯曰：气有余，则制己所胜而侮所不胜；其不及，则己所不胜，侮而乘之；己所胜，轻而侮之，侮反受邪，侮而受邪，寡于畏也。"

[**语译**]《素问·五运行大论》上，帝问："病的变化怎样？"岐伯答："岁气符合的病轻，不符合的病重。"帝问："主岁的气又怎样呢？"岐伯答："气太强则对本来所胜的加以抑制，本来所不胜的又会去侵犯它；假如太弱，那么，本来不胜的受到更深的抑制，本来所胜的也会被轻视而来侵犯了。这种乘强而侵犯的结果，到它本身主岁的时候也会受到别方面的侵犯，原因是侵犯太过，本身也受损害，引起其他方面没有畏惧哩。"

[**名词浅释**]《五运行大论》:《素问》的篇名，安排天的六气、地的五行，采观察气候的推移变化，作为每年疾病流行的

估计方法，称做运气。

[体会]《内经》运气学说极为复杂，大概以木火土金水五种物质作基础，在这基础上化为风寒暑湿燥火六气，《类经》所谓："气非质不立，质非气不行，质具于地，气行于天。"再按干支纪年和三阴三阳主时分为司天、在泉和左右间气等，观察其推移逆顺，因强弱而发生的变化，就是本节所说"气相得""不相得""气有余""其不及"等等了。这种单靠五运六气作为理论根据来预测时病，本人研究不够，留待以后讨论。

[应用]略记大意。

[原文]《灵枢·决气》篇曰："两神相搏，合而成形，常先身生，是谓精。上焦开发，宣五谷味，熏肤、充身、泽毛，若雾露之溉，是谓气。腠理发泄，汗出溱溱，是谓津。谷入气满，淖泽注于骨，骨属屈伸泄泽，补益脑髓，皮肤润泽，是谓液。中焦受气，取汗变化而赤，是谓血。壅遏营气，令无所避，是谓脉。精脱者耳聋。气脱者目不明。津脱者，腠理开，汗大泄。液脱者，骨属屈伸不利，色夭，脑髓消，胫酸，耳数鸣。血脱者，色白，夭然不泽。"

[语译]《灵枢·决气》篇上说，男女媾精，才会产生新的生命，故常在身生之前的，这叫做精。肺脏呼吸，播送饮食的精气，使它温暖皮肤，充实形体，润泽毫毛，像雾露灌溉的，这叫做气。腠理不固，排出体内水分而为汗，这叫做津。饮食化生血气，滋润骨骼，使骨骼屈伸滑利，再通过骨来把它补养脑髓，并使皮肤滋润，这叫做液。中焦肠胃接受饮食，经过变

化而成红色的液质，这叫做血。堤防血液，限制它在固定的东西内流动，不得妄行于外，这叫做脉。凡是精虚的为耳聋。气虚的为目视不明。津虚的常见毛孔开张，汗出不止。液虚的常见骨并节屈伸不便，面色枯晦，脑力不强，足酸，耳内响鸣。血虚的常见面色白，枯槁不润。

［**名词浅释**］《决气》篇：《灵枢》的篇名，决是分的意思，篇内专论精、气、津、液、血、脉，认为都是先、后天的真气一气所化而分为六名，故称决气。

［**体会**］说明精气津液血是维持人体健康的重要成分，如果缺乏，即有虚弱症状发现。由于饮食一气所化，故后来有"血脱益气"和"津血同源"等说，在治疗上往往相互协助，不作单纯的处理。

［**补充**］《内经》又把脑为髓海，冲脉为血海，膻中为气海，胃为水谷之海，称作四海。认为虚弱则病，也是人身的重要部门，故在《海论》里指出："气海有余者，气满胸中，悗息面赤，气海不足则气少不足以言；血海有余则常想其身大，怫然不知其所病，血海不足则常想其身小，狭然不知其所病；水谷之海有余则腹满，水谷之海不足则饥不受谷食；髓海有余则轻劲多力，自过其度，髓海不足则脑转耳鸣，胫酸眩冒，目无所见，懈怠安卧。"

［**应用**］择要熟记，在虚弱证的诊治上有帮助。

六、经络

本篇叙述经络的循行路线，任何一经都有它起点、终点和部分，建立起内脏和体表的表里关系。是中医生理学中的特点，对诊断、治疗方面极为重要。

[原文]《灵枢·经脉》篇曰：“肺手太阴之脉，起于中焦，下络大肠，还循胃口，上膈，属肺，从肺系横出腋下，下循臑内，行少阴心主之前，下肘中，循臂内，上骨下廉，入寸口，上鱼，循鱼际，出大指之端。其支者，从腕后直出次指内廉，出其端。大肠手阳明之脉，起于大指次指之端，循指上廉，出合谷两骨之间，上入两筋之中，循臂上廉，入肘外廉，上臑外前廉，上肩，出髃骨之前廉，上出于柱骨之会上，下入缺盆，络肺，下膈，属大肠。其支者，从缺盆上颈贯颊，入下齿中，还出挟口，交人中，左之右，右之左，上挟鼻孔。胃足阳明之脉，起于鼻，交頞中，旁纳太阳之脉，下循鼻外，入上齿中，还出挟口环唇，下交承浆，却循颐后下廉，出大迎，循颊车，上耳前，过客主人，循发际，至额颅。其支者，从大迎前下人迎，循喉咙，入缺盆，下膈，属胃，络脾。其直者，从缺盆下乳内廉，下挟脐，入气街中。其支者，起于胃口，下循腹里，下至气街中而合，以下髀关，抵伏兔，下膝膑中，下循胫外廉，下足跗，入中指（趾）内间。其支者，下廉三寸而别，

入中指（趾）外间。其支者，别跗上，入大指（趾）间，出其端。脾足太阴之脉，起于大指（趾）之端，循指（趾）内侧白肉际，过核骨后，上内踝前廉，上踹内，循胫骨后，交出厥阴之前，上膝股内前廉，入腹，属脾，络胃，上膈，挟咽，连舌本，散舌下。其支者，复从胃别上膈，注心中。心手少阴之脉，起于心中，出属心系，下膈，络小肠。其支者，从心系，上挟咽，系目系。其直者，复从心系，却上肺下，出腋下，下循臑内后廉，行太阴心主之后，下肘内，循臂内后廉，抵掌后锐骨之端，入掌内后廉，循小指之内出其端。小肠手太阳之脉，起于小指之端，循手外侧上腕，出踝中，直上循臂骨下廉，出肘内侧两筋之间，上循臑外后廉，出肩解，绕肩胛，并肩上，入缺盆，络心，循咽下膈，抵胃，属小肠。其支者，从缺盆循颈上颊，至目锐眦，却入耳中。其支者，别循颊上𬱟抵鼻，至目内眦，斜络于颧。膀胱足太阳之脉，起于目内眦，上额交巅，其支者，从巅至耳上角。其直者，从巅入络脑，还出别下项，循肩髆内，挟脊抵腰中，入循膂，络肾，属膀胱。其支者，从腰中下挟脊，贯臀，入腘中。其支者，从髆内左右，别下贯胛，挟脊内，过髀枢，循髀外，从后廉下合腘中，以下贯踹内，出外踝之后，循京骨至小指（趾）外侧。肾足少阴之脉，起于小指（趾）之下，斜走足心，出于然谷之下，循内踝之后，别入跟中，以上踹内，出腘内廉，上股内后廉，贯脊，属肾，络膀胱。其直者，从肾上贯肝膈，入肺中，循喉咙，挟舌本。其支者，从肺出络心，注胸中。心主手厥阴心胞络之脉，起于胸中，出属心胞络，下膈，历络三焦。其支者，循胸出胁，下腋三寸，上抵腋下，循臑内行太阴少阴之间，入肘中下臂，行两筋之间，入掌中，循中指出其端。其支者，别掌中，循小指次指出其端。三焦手少阳之脉，起于小指次指之端，上出两指之间，循手表腕，出臂外两骨之间，上贯肘，循臑外，上肩，而交出足少阳之后，入缺盆，布膻中，散络心胞，下膈，循属三焦。其支者，从膻中上出缺盆，上项，系耳后，直上出耳上角，以屈下颊至颐。其支者，从耳后，入耳中，出走耳前，过客主人前，交颊，至目锐眦。胆足少阳之脉，起于目内眦，上抵头角，下耳后，循颈，行手少阳之前，至肩上，却交出手少阳之后，入缺盆。其支者，从耳后入耳中，出走耳前，至目锐眦后。其支者，别锐眦，下大迎，合于手少阳，抵于颐，下加颊车，下颈，合缺盆，以下胸中，贯膈，络肝，属胆，循胁里，出气街，绕毛际，横入髀厌中。其直者，从缺盆下腋，循胸过季胁，下合髀厌中，以下循髀阳，出膝外廉，下外辅骨之前，直下抵绝骨之端，下出外踝之前，循足跗上，入小指（趾）次指（趾）之间。其支者，别跗上，入大指（趾）之间，循大指（趾）歧骨内出其端，还贯爪甲，出三毛。肝足厥阴之脉，起于大指（趾）丛毛之际，上循足跗上廉，去内踝一寸，上踝八寸，交出太阴之后，上腘内廉，循股阴入毛中，过阴器，抵小腹，挟胃，属肝，络胆，上贯膈，布胁肋，循喉咙之后，上入颃颡，连目系，上出额与督脉会于巅。其支者，从目系下颊里，环唇内。其支者，复从肝别贯膈，上注肺。"

[语译]《灵枢·经脉》篇上说，肺的经脉叫做手太阴经，起于中焦，向下联络大肠，回绕胃口，上膈膜，络肺，沿着喉

咙，横走腋下，下行沿臂膊内侧，走在手少阴经和手厥阴经的前面，直下至肘内，再下沿臂内至掌后高骨的下面即寸口动脉处，通过寸口至鱼际穴，沿鱼际出拇指的指尖。它的支脉，从手腕后直走食指的尖端内侧，与手阳明经相接。

大肠的经脉叫做手阳明经，起于食指尖端，沿指上面通过拇指食指歧骨间的合谷，上走腕中两筋凹陷处，沿臂上行至肘外侧，再沿膊外前面上肩走髃骨前，再上颈背相接处的天柱骨，向前入缺盆，联络肺，下膈，又联络大肠。它的支脉，从缺盆上走颈部，通过颊入下齿，回出挟口唇，左右两脉交会于人中，自此左脉走右，右脉走左，上挟鼻孔，与足阳明经相接。

胃的经脉叫做足阳明经，起于鼻，左右相交于鼻梁，旁入足太阳经，下行沿鼻外，入上齿部，回出环绕口唇，相交于任脉的承浆穴，再沿下额后面出大迎穴，沿耳下颊车至耳前，过足少阳经客主入穴，沿发际至额颅。它的支脉，从大迎前下走人迎穴，沿喉咙入缺盆，下膈膜联络胃和脾。直行的脉，从缺盆下走乳内侧，再下挟脐，入毛际两旁的气街穴。另一支脉，从胃下口下走腹里，至气街和本经直行的相合，下行至膝上的髀关和伏兔两穴，再下至膝盖，沿足胫外侧至足面，入足中趾内间。又一支脉，从膝下三寸别走足中指外间。又有一支脉，从足面走入足大趾尖端，与足太阴经相接。

脾的经脉叫做足太阴经，起于足大趾尖端，沿足大趾内侧白肉处，过足大趾本节后上行至内踝前面，再上腿肚，沿胫骨后穿出足厥阴经的前面，上走膝和股内前面入腹，联络脾和胃，再上膈膜，挟咽喉，连舌根，散于舌底。它的支脉，从胃上膈膜至心中，与手少阴经相接。

　　心的经脉叫做手少阴经，起于心中，出走心系，下膈膜，联络小肠。它的支脉，从心系上挟咽喉，联系目系。直行的脉，从心系至肺，横出腋下，沿臂膊内后侧行手太阴和手厥阴两经后面，下肘内，沿臂内后侧至掌后锐骨入掌内后侧，再沿手小指内侧至尖端，与手太阳经相接。

　　小肠的经脉叫做手太阳经，起于手小指尖端，沿手外侧至腕过高骨，直上沿臂下侧出肘内侧两筋间，再上沿膊外后廉出肩后骨缝，绕肩胛，相交于两肩之上，入缺盆，联络心，沿食道下膈膜到胃络小肠。它的支脉，从缺盆沿颈上颊至目外眦，回入耳内。又一支脉，从颊部别走目眶下至鼻，再至目内眦斜络于颧，与足太阳经相接。

　　膀胱的经脉叫做足太阳经，起于目内眦，上走额交会于巅顶。它的支脉，从巅顶至耳上角。直行的脉，则从巅顶入络脑，回出下行后项，沿肩膊内挟脊至腰中，由臀部内行联络肾与膀胱。又一支脉，从腰中挟脊而下，通过臀部下入膝后曲处。还有一支脉，从肩膊内左右下胛挟脊，经股外后侧下行，与另一支脉会合膝后曲处，再下至足肚，出足外踝后侧，沿足小趾本节后的京骨至足小趾外侧，与足少阴经相接。

　　肾的经脉叫做足少阴经，起于足小趾下，斜走足心，出内踝前大骨下的然谷穴，沿内踝后入足跟，向上行至足肚，出膝弯内侧，再上股内后侧，通过脊内联络肾与膀胱。直行的脉，从肾上行至肝，通过膈膜入肺，沿喉咙挟舌根。它的支脉，从肺联络心，注于胸中，与手厥阴经相接。

　　心主的经脉叫做手厥阴经，起于胸中，联络心包络，下膈膜，依次历络上中下三焦。它的支脉，从胸走胁，当腋下三寸处上至腋，沿臂膊内侧手太阴和手少阴两经中间入肘中，下行臂两筋间，入掌内，沿中指直达尖端。又一支脉，从掌内沿无名指直达尖端，与手少阳经相接。

　　三焦的经脉叫做手少阳经，起于无名指尖端，上走小指和无名指中间，沿手表腕出臂外两骨中间，上过肘，沿膊外侧上肩，穿出足少阳经后面，入缺盆，行胸中，联络心包，下膈膜，从中焦下络下焦。它的支脉，从胸中上出缺盆，再上走项，连耳后直上耳上角，屈曲下颊至目眶下。又一支脉，从耳后入耳中，回出至耳前，过客主人穴前，交颊至目外眦，与足少阳经相接。

　　胆的经脉叫做足少阳经，起于目内眦，上至头角，下行耳后，沿颈走手少阳经前面，至肩上又穿出手少阳经后面，入于缺盆。它的支脉，从耳后入耳内，回出走耳前至目外眦后。又一支脉，从目外眦下走大迎，会合手少阳经至目眶下，再下至颊车至颈，与本经直行者会合于缺盆，再下走胸中，通过膈膜联络肝和胆，沿胁里经气街穴环绕毛际，横入髀厌中。直行的脉，从缺盆下走腋，沿胸过季胁，又与髀厌中的本经会合，再下沿股外出膝外侧高骨的前侧，直下至外踝骨，出外踝前侧，沿足面入足小趾次趾中间。它的支脉，从足面走中大趾，沿中大趾次趾的骨缝至尖端，又回经爪甲后二节间的三毛地方，与足厥阴经相接。

　　肝的经脉叫做足厥阴经，起于足大趾丛毛地方，沿足面上行，离内踝前一寸，再上内踝八寸，穿出足太阴经后面，上走膝弯内侧，沿股阴入阴毛中，左右相交环绕阴器，至小腹，挟胃，联络肝和胆，上过膈膜，散布胁肋，再沿喉咙后面至上鄂连目系，出额与督脉会于巅顶。它的支脉，从目系下走颊里，环绕唇内。又一支脉，从肝另穿膈膜注于胸中，与手太阴经相接。

[**名词浅释**]《经脉》篇:《灵枢》的篇名，详述手足三阴三阳十二正经及其别脉的循行路线和发病症状，后来论经脉的都以此为根据。

络，属：都是联络的意思，凡经脉连于其本经的脏腑称属，萦绕于与本经相表里的脏腑称络。

循：由此至彼的意思。

支：如江河之有支流，是本经以外的旁支。

[**体会**]《内经》在经脉篇开头便说："经脉者，所以决死生，处百病，调虚实，不可不通。"马元台注释："不识十二经络，开口动手便错。"于此可见经脉在临床上的重要性。然而经脉究竟是什么？在现在解剖学上尚难加以说明。过去日本汉医曾经引神经来解释，没有得到结果，因此认为不合科学，想把经络否定。但据谢永光先生说："近几年来日本医界又有不少人改变了原来否定经络的主张，转过来学习古典，努力考证古籍关于治疗方面的记载，希望借此发现相当的理论或法则。法国针灸学界近年来也进行了对经络学说的研究，认为有人不根据经络学说的刺法，虽然也可收获疗效，可是这些疗效远比不上经络治疗的。"（1956 年 10 月中国新医学月刊）因此，我们

知道经络与神经是两回事，不必附会到神经方面，也不能因为无法用神经分布状况来引证而加以轻视。既有实际应用的价值，将来一定能用科学来说明。

十二经络的发明，具有高度科学的生理解剖学思想。单从《内经》记载的意义来研究，在《逆顺肥瘦》篇里曾有提纲指出："手之三阴，从脏走手，手之三阳，从手走头，足之三阳，从头走足，足之三阴，从足走腹。"说明了阴经和阳经相互接连，有次序地分布全身循环往复。

不难看到，手足十二经实际上只是太阴、少阴、厥阴、太阳、阳明、少阳六个，这六种又可合为三组：第1组是太阴和阳明；第2组是少阴和太阳；第3组是厥阴和少阳。这样一阴一阳的配合，叫做表里，表里的意思是指具有密切关系的两个方面。所以还可把《内经》指出的提纲简化为公式如下。

脏——手——头——足——腹（脏）

也就是手之三阴——手之三阳——足之三阳——足之三阴

如果把三组分别填入，便成下列三个形式。

1. 手太阴——手阳明——足阳明——足太阴

2. 手少阴——手太阳——足太阳——足少阴

3. 手厥阴——手少阳——足少阳——足厥阴

由于十二经脉互相衔接，由阴入阳，由阳入阴，从表走里，从里走表，自上而下，自下而上，所以《内经》在《卫气》篇里又指出："阴阳相随，内外相贯，如环之无端。"也由于它循行路线的不同，很自然地把全身划分为若干区域，并建立起体表和内脏的表里关系。我们可以观察那一区域内的症状，就认识发病的场所，从而根据那一经、脏来进行治疗，所以在内科和其他各科都占重要地位。一般认为经络只有针灸科需要研究，那是极不全面的看法。

[应用] 必须熟记，并备经络图作为参考。依照经络的划分，在临床上能把病症清楚地分类归纳，对于整体疗法有极大帮助。

[原文]《素问·骨空论》曰："任脉者，起于中极之下，以上毛际，循腹里，上关元，至咽喉，上颐，循面入目。冲脉者，起于气街，并少阴之经，挟脐上行，至胸中而散。任脉为病，男子内结七疝，女子带下瘕聚。冲脉为病，逆气里急。督脉为病，脊强反折。督脉起于少腹以下骨中央，女子入系廷孔。其孔，尿孔之端也。其络循阴器，合篡间，绕篡后，别绕臀，至少阴与巨阳中络者，合少阴，上股内后廉，贯脊属肾。与太阳起于目内眦，上额交巅，上入络脑，还出别下项，循肩髆内，挟脊抵腰中，入循膂，络肾。其男子循茎下至篡，与女子等。其少腹直上者，贯脐中央，上贯心，入喉，上颐，环唇，上系两目之下中央。此生病，从少腹上冲心而痛。不得前后，为冲疝。其女子不孕，癃痔，遗尿，嗌干。督脉生病，治督脉，治在骨上，甚者在脐下营。"

[语译]《素问·骨空论》上说，任脉起于脐下中极穴，上至毛际，沿腹里至关元穴，再上至咽喉，至颏部，又沿面入目下。冲脉起于少腹气街穴，与足少阴经并行挟脐而上，至胸中分散。任脉的发病，在男子是易生七疝，女子是易患白带和癥

瘕、积聚病。冲脉的发病是，气逆不上，腹内急胀。督脉发病，使脊部强直反折。督脉起于少腹，下行至横骨下近外的中央部分，在女子联络廷孔——尿孔上端。它的支脉，沿阴器至篡——前后二阴之间，绕至篡后，又绕臀部，与足少阴经和足太阳经之中行者会合，上行股内后侧，通过脊内络肾。又一支脉，与足太阳经从目内眦上额交巅顶，并入络脑，回出下项，沿肩膊内侧，从脊旁至腰中，入膂络肾，其在男子沿前阴下至篡与女子同。从少腹直上的脉，通过脐的中央，上至心入喉咙，再上颊部环绕口唇，上连两目下。故这条经脉的病症，往往从少腹冲心作痛，二便不通，叫做冲疝，在女子不易受孕，并有小便不通、痔疮，或遗尿、咽干等症。凡督脉生病，当治督脉，取腰横骨上毛际中曲骨穴，病深的取脐下的阴交穴。

[**名词浅释**]《骨空论》:《素问》的篇名，叙述经脉循行于骨空间的穴位。骨空间为骨节相交，精髓相通地方，精髓属于肾，冲、任、督三脉又皆发源于肾，故一并叙入。

七疝：①冲疝，从少腹有气冲心作痛，二便不利；②狐疝，卧时入腹，站立则阴囊胀坠；③厥疝，腹内有逆气；④癫疝，睾丸肿大，顽痹不仁；⑤疝瘕，少腹烦热作痛，注泄白淫；⑥㿗疝，腹筋拘急，溃脓下血；⑦癀癃疝，内裹脓血，小便癃闭。

[**备注**]督脉从少腹直上的，似指冲、任二经，故其发病亦为冲、任应有的病症，王冰曾说："任脉者女子得之以任养也，冲脉者以其气上冲也。"可作参考。

[原文]《灵枢·脉度》篇曰:"跷脉者,少阴之别,起于然谷之后,上内踝之上,直上循阴股入阴,上循胸里,入缺盆,上出人迎之前,入頄,属目内眦,合于太阳,阳跷而上行。气并相还,则为濡目。气不荣,则目不能合。"

[语译]《灵枢·脉度》篇上说,阴跷脉是足少阴的别脉,从然骨的后上行内踝上面,直上沿股阴至前阴,再上沿胸至缺盆,出人迎前面,入颧骨,上络目内眦,合足太阳的别脉阳跷脉上行。阴跷和阳跷的气并行回还,赖以润目,如果气不濡润,便为目不能合。

[名词浅释]《脉度》篇:《灵枢》的篇名,言全身经脉的长度,共为 16 丈 2 尺。

[体会]十二正经之外,还有奇经,奇经凡八,由于不像十二经的表里配合成偶,故称做奇。上节和本节叙述奇经八脉的循行路线及其发病似有错简,兹录《难经》原文如下,以资考证,《二十八难》云;"督脉者起于下极之俞(指长强穴,在脊骶骨端),并于脊里上至风府(风府穴在脑后发上三寸),入属于脑;任脉者起于中极之下(中极穴在脐下四寸),以上至毛际,循腹里上关元(关元穴在中极上一寸),至咽喉上颐,循面入目络舌;冲脉者起于气冲(即气街穴,在毛际两旁),并足阳明之经挟脐上行,至胸中而散;带脉者起于季胁,回身一周;阳跷脉者起于跟中,循外踝上行入风池(风池穴在后脑发际陷中);阴跷脉者亦起于跟中,循内踝上行至咽喉,交冲脉;阳维、阴维者,阳维起于诸阳会(指足外踝骨下陷中金门穴),阴维起于诸阴交(指足内踝上距踝三寸骨陷中筑宾穴)。"《二十九

难》云："阳维维于阳，阴维维于阴，阴阳不能自相维，则怅然失志（精神不爽貌），溶溶不能自收持（指四肢懈怠）；阴跷为病，阳缓而阴急，阳跷为病，阴缓而阳急（阴阳即指阴跷和阳跷所过地方）；冲之为病，逆气而里急；督之为病，脊强而厥；任之为病，其内苦结，男子七疝，女子瘕聚；带之为病，腹满，腰溶溶若在水中；阳维为病苦寒热，阴维为病苦心痛（上指合病，此指分病）。"

从奇经八脉来说，前人认为维脉是一身纲维，跷脉是使机关跷捷，督脉为阳脉的总督，任脉为阴脉的承任，冲脉为诸脉的冲要，带脉为诸脉的总约。从全身经脉总的来说，十二经有孔穴，任督二脉亦有孔穴可以针灸，成为十四经；又十二经都有别络，不仅维脉和跷脉，脾更有一大络叫做虚里，合并任督二脉成为十五络，与十二经称为二十七气，认为如水之流，不分昼夜，终而复始，如环无端。这些正经和奇经的作用，在临床上用之有效，不可否认是前人在实践中积累起来的经验，值得重视。

［应用］必须熟记，与十二经同样重要。

七、治则

本篇叙述治疗上的基本法则，包括药物、针刺、按摩和温浴法等，特别指出方剂的组织及其适当应用。

[**原文**]《素问·阴阳应象大论》曰："阴阳者，天地之道也，万物之纲纪，变化之父母，生杀之本始，神明之府也。治病必求其本。谨守病机，各司其属。有者求之，无者求之，盛者责之，虚者责之。必先五胜，疏其血气，令其调达，而致和平。"

[**语译**]《素问·阴阳应象大论》上说，（上略）治病必须从根本上求得解决，求本的方法是细心地掌握病机，辨别其属于哪一部门。这部门里有的，应该寻求它的原因；没有的，尤其要寻求它别的原因。不论实证和虚证，都需要两方面来究诘根源。然后结合五胜气候，疏通血气，排除障碍，使它回复正常。

[**名词浅释**]病机：机是机要。一种病的发生都有一定的症状，这症状是诊断的证据，《内经》曾把一般症状分类，作为临床的初步印象，称为病机，可参看病能篇《至真要大论》。

五胜：运气学说里的一个名词，指一年里五运的胜复，也就是不符合季节的气候变化。

[**体会**]这是施行治疗前的一项细致工作，只有清楚地认识发病的原因和病灶，才能给予适当的治疗。《内经》所指示的，

可举一简单例子来说明，比如病人的主诉是发热，一般当作外感病。但必须检查它有否怕冷、头痛等症？脉搏是否浮象？进一步必须检查它有无其他合并症？是否单纯的体表受寒？如果是单纯的体表受寒，还得检查它有汗或无汗？体质的强壮或衰弱、病程的长短和热势的升降情况，才能定出治疗的方针、处方用药。为什么一定要这样反复的检查呢？因为一般的退热法只有发汗和清凉剂两项，但是发热的原因和病灶相当复杂，有好多发热症不是发汗法和清凉剂所能解决，甚至在某种发热症上用了发汗法和清凉剂会加重其症状或引起病变。例如：①体实的人偶然感冒风寒或淋受冷雨骤然发热，兼伴怕冷、头痛、四肢酸疼、汗不出、脉象浮紧、舌苔薄白，可用麻黄、桂枝、羌活、防风一类的辛温发汗药，汗出即解；②感受风温发热的，往往不怕冷或稍有恶风、自汗出、口干、脉浮数、舌苔薄黄，宜用豆豉、薄荷、桑叶、菊花等辛凉清疏；③高热不怕风、反恶热、汗出后热势不减，脉象洪大、舌苔黄糙的，此为阳明经病，宜用石膏、知母、金银花、连翘等清凉退热；④忽冷忽热，一天中不止一次，也没有一定的时间，头眩、口苦、脉象弦数的，称做少阳病，宜用柴胡、黄芩、半夏、青蒿等和解；⑤午后发热，早上身凉，舌绛、脉象细数的，多属阴虚证，宜生地、麦冬、鳖甲、银柴胡等养阴退蒸。诸如此类，难于悉举。至于乙型脑炎初起像感冒，麻疹初起像风温，又如感冒兼有咳嗽，阳明病兼有大便闭结，又如因伤食、劳顿等引起的发热，在治疗上都有显著的区别。倘然一律使用发汗和清凉剂来治疗，其后果是不可想象的。所以《内经》所说："有者求之，无者求之，盛者责之，虚者责之"，肤浅地看来好像异常空泛，一经结合到实际，便成为极其重要的一环。

[应用] 必须熟记，只有不厌求详的推求，才能确认病因，定出治疗的方向方法。

[原文]《素问·至真要大论》曰："君一臣二，奇之制也。君二臣四，偶之制也。君二臣三，奇之制也。君二臣六，偶之制也。故曰：近者奇之，远者偶之。汗者不可以偶，下者不可以奇。补上治上，制以缓，补下治下，制以急。急则气味厚，缓则气味薄，适其至所，此之谓也。病所远，而中道气味之者，食而过之，无越其制度也。是故平气之道，近而奇偶，制小其服也，远而奇偶，制大其服也。大则数少，小则数多，多则九之，少则二之。奇之不去，则偶之，是谓重方。偶之不去，则反佐以取之，所谓寒热温凉，反从其病也。"

[语译]《素问·至真要大论》上说，一个方内用一个君药、两个臣药，是"奇方"的组织，两个君药、四个臣药，是"偶方"的组织，但用两个君药而三个臣药，还是奇方，如用两个君药而六个臣药，才是偶方。一般病在上而轻浅的称做近，多用奇方，病在下而深重的称做远，多用偶方，所以汗法宜于表证就不可用偶，下法宜于里证就不可用奇。此外，补上、治上的方剂要其药力稽留，宜用气味俱薄的"缓"剂，补下、治下的方剂要其药力迅捷，宜用气味俱厚的"急"剂，总之求其恰当的到达发病场所而已。因此有病所远而防止药力中途衰乏（按原文"中道气味之者"的之字不可解，疑心乏字传写所误），

可以先服药、后进饭食来推进，这也是一个变通的方法。治病的道理，不论奇方或偶方，轻浅在上的组织宜"小"，深重在下的组织宜"大"，大的组织药数少，小的组织药数多，但多到九味，少则不能低于二味。此外，用了奇方而病不去，可以接用偶方，这种用法，称做"重方"，用了重方而病仍不解，就宜用反佐的方法，反佐法是用寒凉或温热的药来顺从寒或热的病症进行治疗的一种反治法。

[**名词浅释**]《至真要大论》：《素问》的篇名。《内经》中叙述运气学说的，有《天元纪大论》《五运行大论》《六微旨大论》《气交变大论》《五常政大论》《六元正纪大论》等篇，本篇总括前文加以补充，认为至真至要，故名。文内并说明治疗法则、方剂组织和用药规律。

重方：重平声，重复的意思。为了既用奇方，再用偶方，故马玄台注，后世也叫"复方"，李东垣七方图，并作大、小、缓、急、奇、偶、复。

[**体会**]本节专论方剂的组织，分为奇、偶、缓、急、大、小、重七种，后来称作"七方"。包含着四个形式和意义。

1.奇偶　指作用的专一和混合。奇是单数，偶是双数，说明方剂的作用有单纯的，有兼施并用的。处方的主要目的是消除病因，如果只有一个病因，就是只有一个目的，也就是只要一个主药；有两个病因时，便有两个目的，就要有两个主药，所以《内经》把"君一臣二"称做奇方，"君二臣四"称做偶方。然而偶方内臣药的多少也能左右主药的力量，故又指出"君二臣五"仍是奇方，"君二臣六"才是偶方，说明单数是无法平分的，既然不能平分，势必力量有偏重，还是奇方的意义。因此可以体会到君二臣四是偶方，倘然臣药的分配为一与三，应该属于奇方，扩大为君三臣三，只要三方面的药力平衡，也是偶方的制度。过去有人拘泥在数字的一、三、五和二、四、六方面，忽视了方剂的作用是不对的。

2. **缓急**　指作用的和缓和峻利。病有慢性、急性的区别，治疗上也就有缓、急的适当处理，这是一般性的。这里着重于病灶的浅近和深远，认为病在上焦，药力宜缓，病在下焦，药力宜急，说明了同样内脏的疾患，在处方时应当考虑药物的力量来适当地发挥其功能。

3. **大小**　指作用的强盛和浅薄。方剂组织的大小，跟随病的轻重来决定，有两种方式：一种是以数少为大方，取其量重力专，数多为小方，取其量轻力散；另一种是以药少为小方，药多为大方，王冰所谓："病之甚者制大其服，病之微者制小其服。"后人只注意前者而忽略后者，不够全面。

4. **重方**　指作用的复杂。意思是单用奇方和偶方不能解决一切病症，故必要时可以相互使用，同时在正治法以外，还可用反治法来治疗。

由于七方中有四种不同的作用，故在应用时不能把七方孤立来看，必须认识它彼此的关联。例如《伤寒论》上说："急下之，宜大承气汤。"当然，大承气汤是急方了，但大承气汤的惟一效能是通大便，也可说成奇方，它的力量强盛，也可说作大方。又如："急温之宜四逆汤。"同样包括急方、奇方和大方在内，具有不可分离的局面。因此，七方是方剂组织的一种制度，只有在作用上加以分析，才能理解其真正意义。

[**补充**]《至真要大论》里还有如下两节：①"主病之谓君，佐君之谓臣，应臣之谓使，非上、中、下三品之谓也。"这是对君臣的一个解释，并说明上中下三品是指古代药物分类法，与方剂无关；②"有毒无毒，所治为主，适大小为制也，君一臣二，制之小也，君二臣三佐五，制之中也，君一臣三佐九，制之大也。"这里所说的大方小方，与"大则数少，小则数多"显然不同，可作参考。

[**应用**]必须熟记，是中医处方的基本法则。

[**原文**]《素问·至真要大论》曰："辛甘发散为阳，酸苦涌泄为阴，咸味涌泄为阴，淡味渗泄为阳。六者，或收，或散，或缓，或急，或燥，或润，或软，或坚，以所利而行之，调其气，使其平也。寒者热之，热者寒之，微者逆之，甚者从之，坚者削之，客者除之，劳者温之，结者散之，留者攻之，燥者濡之，急者缓之，散者收之，损者益之，逸者行之，惊者平之，上之下之，摩之浴之，薄之劫之，开之发之，适事为故。逆者正治，从者反治，从少从多，观其事也。热因寒用，寒因热用，寒因寒用，通因通用。必伏其所主，而先其所因。其始则同，其终则异。可使破积，可使溃坚，可使气和，可使必已。诸寒之而热者，取之阴，热之而寒者，取之阳。所谓求其属也。夫五味入胃，各归所喜攻。酸先入肝，苦先入心，甘先入脾，辛先入肺，咸先入肾。久而增气，物化之常也。气增而久，天之由也。"

[语译]《素问·至真要大论》上说，药味辛甘的有发汗、疏散作用，属于阳的性质，酸苦的有涌吐、泄下作用，属于阴的性质，咸味同样有涌吐、泻下作用，属于阴，淡味有渗利小便作用，属于阳。这六种不同的性能，可以用来或收敛，或疏散，或缓和，或劲强，或干燥，或滋润，或坚者使软，软者使坚，只要各随需要使用，都能调理病气，达到和平。

一般的治疗法：寒证用热药，热证用寒药，轻证用逆治，重证用从治。症状方面，如坚实的用削伐法，感冒的用祛除法，疲劳的用温养法，凝结的用消散法，停留的用攻泻法，干燥的用滋润法，拘急的用舒缓法，耗散的用收敛法，亏损的用补益法，安逸的用运行法，惊惕的用平镇法。不论上升、下降、按摩、洗浴、迫击劫夺、疏散开泄，都以按照病况适当择用为是。这些针对症状治疗的方法，合乎治疗原则，称作正治；也有顺从病情的，称作反治，反治中并非完全顺从，有从多的，有从少的，须视病症的轻重来决定。凡是热药因寒证而用，寒药因热证而用，或者塞的方法用于塞证，通的方法用于通证，主要是制伏其主症，尤其重要的是先除其病因。故塞证用塞法，通证用通法，初起似乎同类，结果截然相异，它也能破积、攻坚，可使气和而痊愈。此外，有热证用寒药而热不退的，当补其阴，寒病用热药而寒不解的，当补其阳，这种虚证不能当作实证来治，就是求其属于哪一部门的说法。

五味入胃，各走性质上接近的一面。例如：酸味先入肝经，苦味先入心经，甘味先入脾经，辛味先入肺经，咸味先入肾经。久服以后，因受药性的偏胜而使脏气偏盛，这是物理之常，这种偏盛经过较长时间，将会成为损害的因素。

[**名词浅释**] 正治：用与病邪相反性质的一类药物来治疗，如寒邪用热药，热邪用寒药。用药性与病邪相反的目的是要排除病因，符合于治疗原则，故说"逆者正治"。凡"坚者削之"至"惊者平之"一节，都属此类。

反治：用药性与病情同一方向的，所收效果与正治相同，因其含有顺从的意义，故说"从者反治"。如虚性胀满症之属于消化功能迟钝的，给予补剂，不用"结者散之"；下痢症大便频数，给予泻剂，不用"散者收之"。这种从症状表面观察来决定其相反的病因，实际上与正治是一致的。

[**体会**] 本节说明了一般的治疗方法，总的方面，包括药物、针灸、按摩和其他外治法；病症方面，包括了发汗、催吐、泻下、消导、滋补、镇静和收敛等法。这些方法在《内经》里曾有变化应用，后世并且加以发展，但基本上不能离开这几个原则。其特点如下：首先指出的是一病有一病的因素，只要消灭其因素，症状自然轻减。一般认为中医只是对症疗法，观察症状用药，不知中医必须在症候里寻得原因之后才会有疗法。比如有人问头痛吃些什么药？中医是无法回答的，理由就在头痛的发生不是一个原因，中药里菊花、吴茱萸、全蝎、牡蛎、防风、川芎等性质绝对不同，都可用治头痛，特别是中医善于从整体出发来考虑问题，就必须要从原因上求得治疗，故"伏其所主而先其所因"，是通过辨证来使用原因疗法，为《内经》治疗中的主要法则。其次，《内经》还掌握了病型的分类法，他看到每一种病的症候群里必然有一个主症，依据这主症的形态

来寻求原因，从而定出治疗的方针，最为简捷可靠，故又定出了"坚""结""散""损"等名称。必须了解，这些名称是泛指一般病态，包含着多种病症在内，兹特列表举例见下（表3）。

表3 病型、病例、治法、方例

病型	病例	治法	方例
寒	指一般表寒和里寒现象，如因寒邪或阳虚引起的恶寒、四肢厥逆，以及寒疝、寒霍乱等	热	用辛热药，包括回阳在内，如四逆汤、大乌头煎、小青龙汤、桂附八味丸等
热	指一般表热和里热现象，如温病、暑热及口疮、咽喉肿痛、小溲短赤等内热症候	寒	用清凉药，包括滋阴降火在内，如白虎汤、六一散、银翘散、大补阴丸等
坚	指腹内坚硬有形的一类病症，如癥瘕、痃癖等	削	用克伐推荡药，多与攻剂相结合，也包括敷贴法，如削坚丸、鳖甲饮子、克坚膏
客	指时邪侵袭的一类症状，如伤风和其他时病等	除	用发汗、化湿等祛除六淫的药，如麻黄汤、香茹饮、神术散等
劳	指疲劳过度现象，如头晕不能用脑、记忆力薄弱、四肢怠惰等	温	用温养来增强体力，多与补剂相结合如四君子汤、归脾丸、人参养营汤等
结	指邪气痰浊郁结，包括部分外证在内，如结胸、痰核、流注、乳癌等	散	用温散药，包括敷贴法，如小陷胸汤、千金指迷丸、小金丹、硇砂膏
畄	指脏腑积滞不能排除，如畄饮停食、蓄水，便闭，以及妇科经阻等	攻	用攻逐泻下药，如十枣汤、大承气汤、舟车丸、抵当汤等
燥	指津液缺乏现象，如口渴、皮肤皲裂，大便困难	濡	用滋润药，如琼玉膏、沙参麦冬饮、增液承气汤
急	指一般拘急强直症状，如口噤项强、手足拘挛等	缓	用舒展缓和药，如资寿解语汤、透经解挛汤、木瓜汤等
散	指耗散不能约束的症状，如盗汗、滑精、遗尿久泻及妇科崩漏等	收	用收敛固涩药，如牡蛎散、金锁固精丸、诃子散、女科固经丸
损	指一般亏损虚弱病症，如五劳六极，七伤及阴虚、阳虚中气不足等	益	用滋补强壮药，如六味地黄丸、八珍汤、补中益气、龟鹿二仙膏
逸	指运动障碍的现象，如瘫痪、痿痹等	行	用行血活络药，包括推舒法，如小活络丹、疏风活血汤
惊	指一般不安定的现象，如心悸、失眠、易醒、梦多易惊，及小儿惊风抽搐等	平	用镇静药，如朱砂安神丸、抱龙丸等

　　必须说明，治疗不是单靠病态来决定，从病态上定出的治法也不能单独应用。例如：寒的现象，有实证，有虚证，有表证，有里证，只凭一个热字，究竟选择哪一类热性方药呢？又如：坚的现象，有在气在血，属寒属热，不把病灶和性质确定，也是无法选用克伐推荡一类方药的；再如留的病症，应先考虑病体能否胜任攻泻，或先攻后补，或先补后攻，或攻补兼施，或相间使用，前人也有一定步骤。诸如此类，说明了要很好地掌握《内经》的治疗法则，应当联系实际深入研究。

　　[应用] 必须熟记，是治疗一般疾病的大法。

　　[原文]《素问·阴阳应象大论》曰："因其轻而扬之，因其重而减之，因其衰而彰之。形不足者，温之以气。精不足者，补之以味。其高者，因而越之，其下者，引而竭之，中满者泻之于内。其有邪者，渍形以为汗。其在皮者，汗而发之。其慓悍者，按而收之。其实者，散而泻之。审其阴阳，以别柔刚。阳病治阴，阴病治阳。定其血气，各守其乡。血实宜决之，气虚宜掣引之。"

　　[语译]《素问·阴阳应象大论》上说，因为病轻浅，可用宣散法来祛其邪；因为病深重，可用减除法来平其势；因为病退而正气虚弱，可用补养方法来辅助其体力的恢复——形体不足的用气药温补，精髓不足的用味药滋补。病在上焦的可以因其高而催吐，在下焦的可以因其下而导泻，如在中焦胀满的可用消运和中来逐渐排除，也有在肌表的可用渍形法取汗或内服药发汗。邪势妄行耗散的当予抑制收引，结聚盘踞的当予疏散

泻下，必须观察病的在阴在阳，分别邪的属刚属柔，病在阳的也可治其阴，病在阴的也可治其阳。同时明辨气分和血分，按其病源所在，血分实的予以逐瘀，气分虚的予以升提。

[名词浅释] 渍形：渍是潮润，渍形是指用熏蒸取汗。据《世医得效方》记载："蒸法以薪火烧地良久，扫除去火，以水洒之，取蚕沙、柏叶、桃叶（李念莪注作桃枝，疑误）、糠、麸皆可用，相和铺烧地上可侧手厚，上铺草席，令病人卧温复之，夏月只布单复之，汗移时立至，俟周身至脚心自汗漐漐，乃用温粉扑止。"这是一种"劫之"的方法，过去多用于急症。

刚柔：据马玄台注："难经十难，以五脏之邪相干为刚，六腑之邪相干为柔。盖阳经为腑，邪始感故为柔，阴经为脏，邪入深故为刚。"简单的说，指病邪的强弱。

[体会] 本节承接上文来说明适当地运用一般疗法，关键在于一个"因"字，含有因事制宜和因人而施的意思，故指出病势的轻重，病所的高下，以及其他情况，作为灵活运用的依据。又从邪、正两方面提出了一些例子，关于邪实方面，分出轻和重、上和下等不同治法，关于正虚方面，分出形和精、气和血等不同治法。这些例子当然不够全面，但可以看到祛邪、扶正是治疗的两大纲领，怎样选用"客者除之""劳者温之"等等方法，达到又适合又迅捷地发挥治疗作用，实为临床上的重要一环。主要是同一病因，由于发病的场所不同，治法截然异样，只有寻出病所，处方才有目标，不犯似是而非、隔靴搔痒的毛病。然而人体是有机的联系，不能把《内经》所指出的病所呆板地孤立起来，也不能把《内经》的每一种治法简单地看

待。故"轻而扬之"的"轻"字，与"高者越之"的"高"字、"在皮者汗而发之"的"皮"字都有关联；"扬"字与"越"字、"发"字以及"实者散而泻之"的"散"字都应结合。也就是说，或疏散风寒暑湿等邪，或宣化肺脏痰浊，或催吐来解除胸中痰食水饮的郁结，都属"轻而扬之"的一类。习用的如：①感冒风寒，用神白散（豆豉、白芷、生姜、葱白、甘草）；②风温初起，用银翘散（金银花、连翘、桔梗、薄荷、荆芥、豆豉、牛蒡、竹叶、甘草）；③伤风咳嗽，用三拗汤（麻黄、杏仁、甘草）；④风热头痛，用菊花茶调散（菊花、僵蚕、川芎、薄荷、荆芥、防风、细辛、羌活、白芷、甘草）；⑤鼻渊流涕腥秽，用苍耳散（苍耳子、薄荷、辛夷、白芷）；⑥伤寒胸中懊恼，用栀子鼓汤（豆鼓、山栀）……，皆归于轻扬的范围。以此为例，下面所说的"减""竭""泻"等，也包括了轻泻、重泻、泻水、泻宿食等在内，亦即包括了常用的大承气汤（枳实、大黄、芒硝、厚朴）、脾约麻仁丸（麻仁、芍药、杏仁、大黄、枳实、厚朴）、大陷胸汤（甘遂、大黄、芒硝）、控涎丹（甘遂、大戟、白芥子）和舟车丸（牵牛子、大黄、甘遂、芫花、大戟、青皮、橘红、木香、轻粉）等方剂。必须分辨，"泻之于内"不同于一般的泻，它的含义是健运消导，有帮助机体自然抗病能力，使之与祛邪药物协同起来消除病邪，并不以攻泻为惟一手段。成方中如枳实消痞丸（人参、白术、枳实、黄连、麦芽、半夏曲、厚朴、茯苓、甘草、干姜）治满，中满分消丸（厚朴、枳实、黄芩、黄连、半夏、陈皮、知母、泽泻、茯苓、砂仁、干姜、姜黄、人参、白术、甘草、猪苓）治腹胀，芍药汤（芍药、黄芩、黄连、当归、肉桂、甘草、槟榔、木香）治痢下赤白，以及保和丸（神曲、山楂、茯苓、半夏、陈皮、连翘、莱菔子）的助消化等，虽然具有泻下性质，显然与单纯的泻下有所区别。故这里的"泻之于内"，不得肤浅地解释为内部积滞当用泻法，应该从"中满"两字体味其用意。至于前人对于祛邪的方法，不论发汗、催吐、利尿、通大便等，凡是用来排除实邪的都叫做泻，《内经》常以"虚则补之，实则泻之"作为相对的一般治法，又不能与本节狭意的泻相提并论了。

病的发生，必然有因、有形、有所，治病必须把病因、病型和病所相结合，全面地考虑治疗方针，这是《内经》的大法。后人依据这思想指导，定出多种治法，丰富了治疗的内容。故"其在皮者汗而发之"，只是一个发汗法，《伤寒论》里就有不同的发汗方剂，发展到《温病条辨》又增添了许多不同的发汗方剂，并且两书里都记载了当用发汗而不可发汗的禁忌条文。这种掌握症状的特点和病人的特点来分别解决治疗问题，与《内经》学说是完全一致的。前苏联华格拉立克教授在中华医学会第十届全国委员代表大会上报告，讲到《内经》和其他古书中的中医治疗措施，大致说："治疗永远应当是严格地个体特异化的，并且应当根据病人病情的改变而改变处置方法；所有的治疗都应当是综合的，同时又是针对疾病的情况的。"我认为这几句话有力地表达了《内经》的治疗精神，也说明了重视病人的个体特征而予以个别治疗的重要性和科学性。因此，我们要在《内经》的大法里寻出活法，并在后人的活法里认识大法，不嫌重复，列图如下（图5）。

图 5　病症治法举例

　　附注：此表内容限于本篇记载，不够全面，为了分类，也不能避免偏于片面。如"客者除之"是指一般外感，现在作为提纲；"逸者行之"在虚证和实证都可发现，以常见者多气血凝滞，就归入实证方面；又如"慓悍者按而收之"注解颇不一致，从字面来说，慓悍似属实证，但一般慓悍证如吐血、泄泻、大汗等多属虚证，即使因实证而引起不能制止的吐血、泄泻、大汗等，到严重状态时外表多呈虚脱现象，故最后考虑，置于表虚一门了。是否合适，留待讨论。

在上表内可以约略认识中医治病的基本原则。例如：胸腹胀满症，倘然求得病因是"食"，在病型所指示的就是"留者攻之"，在病所方面，可分别在于上焦的依照"因其高而越之"使用催吐，在于中焦的依照"中满者泻之于内"使用消运，在于下焦的依照"其在下者引而竭之"使用泻下；又如，病人主诉头晕、形瘦、气短、肢软，倘然求得病因是"劳倦"，在病型所指示的就是"劳者温之"，在病所可分别其属于哪一方面的虚弱而采用适合的补养；如果再有心悸、失眠的，则依"惊者平之"例助以镇静，有多汗或遗精的，则依"散者收之"例助以收涩，再有疲劳过度兼见虚热，则依"寒之而热者取之阴"助以滋阴退蒸。只要掌握规律，不难随机应变。

［**补充**］在复杂的治法里，主要是辨别疾病的表里、虚实，故《至真要大论》曾有总纲提出："从内之外者调其内，从外之内者治其外，从内之外而盛于外者，先调其内而后治其外，从外之内而盛于内者，先治其外而后调其内，中外不相及，则治主病（既不从内，又不从外的意思，即后世所说不内外因）。调气之方，必别阴阳，定其中外，各守其乡，内者内治，外者外治，微者调之，其次平之，盛者夺之，汗之下之，寒热温凉，衰之以属，随其攸利。无积者求其脏，虚则补之，药以祛之，食以随之，行水渍之，和其中外，可使毕已。"

［**应用**］必须熟记。中医辨证用药，对病因、病型和病所三者是不可分割的，了解这些基本原则以后，才能具体地分析具体病况，定出治疗的方针，适当地选择方药。

[原文]《素问·五常政大论》曰："病有久新，方有大小，有毒无毒，固宜常制矣。大毒治病，十去其六。常毒治病，十去其七。小毒治病，十去其八。无毒治病，十去其九。谷肉果菜，食养尽之，无使过之，伤其正也。不尽行，复如法。必先岁气，毋伐天和。"

[语译]《素问·五常政大论》上说，病有久病和新病，方有大方和小方，使用有毒和无毒的药物是有规则的。大毒药用到病去十分之六即应停止，常毒药用到病去十分之七，小毒药用到病去十分之八，即使是无毒的药也用到病去十分之九应即停止。用得过分，反会损害正气。剩余的一分病，可用谷类、肉类、果类和蔬菜类日常饮食来调养，如果用谷、肉、果、蔬而不能尽除时，再按病邪程度用药物治疗（按《内经知要》句逗，作"不尽行，复如法"。兹拟改为"不尽，行复如法"）在用药期间，还要观察气候，适应生长收藏的天地常道。

[名词浅释] 有毒、无毒：这是指一般的药物。前人认识到药物的作用，由于气味的刺激，虽能治病，也能伤人，《至真要大论》所谓"气增而久，夭之由也"，故称做毒。也由于药物的气味有厚薄，因而作用有强弱，就区别为大毒、常毒、小毒和无毒，从现在来说，可能是指毒性反应大小，作为用药程度上差别的一般准则。

[体会] 每一种病，决定治疗方针以后，接着就是处方用药。用药不仅要针对疾病，还要注意机体本身。《左传》上说："药不瞑眩，厥疾勿瘳"，是指药性反应;《内经》上曾说："能（通耐）毒者以厚（气味厚）药，不胜（平声）毒者以薄（气味

薄）药"，是指用药当顾体质。所以大寒、大热的病当用大热、大寒的药，是大匠的规矩，病人能否接受这猛烈的药物，应该根据具体情况来考虑了。《内经》分辨大毒、常毒、小毒、无毒，目的就在一面祛除病邪，一面不使损害正气，故"毋使过之，伤其正也"两句，提高了医生用药的警惕性，也指出了治病要衡量病邪的浅深和体力的强弱来决定用药的标准。过去有些人以轻剂为平稳，对用重剂的人加以指摘；也有爱用重剂的，讥笑轻剂为轻描淡写；更有过者作惊人之笔，补必人参，温必鹿角，凉必牛黄、羚羊一类，甚至长期进服，不免都有偏倚地方。由于疾病的过程，除少数慢性病外很少长期停留在某一阶段，特别是中医以辨证用药为主，必须紧随病情的进退而进退，不可能始终用一个方法来解决一种疾病，即使某种病用某种方药见效之后，也不可能即以某种方药作为某病的特效药而靠它来收功。因此，有人希望中医做到一病一方或一病一药，目前是肯定难于做到的，在将来还是有商榷的必要。

怎样算是大毒？怎样才是小毒？很难加以明确地区别。中药的作用既然把气味为研究对象，向来就以气味的厚薄作为等次，故本草书上分出大辛大热、大苦大寒、微辛微凉、微苦微温，并分甘淡、咸平等类。这种气味理论，主要是指示气味对人体内脏所发生的一种作用，中医利用其作用的反应定出效能，再因其气味的复杂而产生的效能差异，分别使用于各种不同性质的疾患，即在同一症状中也要细致地分别使用。故同是通大便药，大黄大苦大寒，宜于热证；巴豆大辛大热，宜于寒证；芒硝辛咸苦寒，用来软坚；枳实苦酸微寒，用来利气；麻仁甘平，能润燥；瓜蒌甘寒，能润燥兼清热；柏子仁甘平，则润燥而兼滋补；肉苁蓉甘咸酸温，则又滋补而兼助阳。进一步利用其气味来配成方剂，效用更为广泛，如玄参、麦冬、生地本非通大便药，《温病条辨》把它组成增液汤后，称作咸寒苦甘法，用在温病阴虚不能接受攻下药时，亦能收到通便效果，所谓："以补药之体，作泻药之用，既可攻实，又能防虚。"于此可见中药气味之说，虽与现代药理难以结合，然在中医药一个理论体系下所积累起来的经验，离开了气味来论药效，是不容易切合实际的。

　　[应用]必须熟记。从药物毒性的大小联系到以上方剂组织和治疗法则，可以认识到：①处方用药，先要确定治疗方针；②方剂的组成有一定形式，用药也有一定的层次；③用药的另一方面，必须照顾体质；④营养疗法是调理的最好方法，在古代已很重视。

　　[原文]《素问·六元正纪大论》曰："妇人重身，毒之何如？"岐伯曰："有故无殒，亦无殒也。"帝曰"顾闻其故何谓也。"岐伯曰："大积大聚，其可犯也，衰其大半而止。"

　　[语译]《素问·六元正纪大论》中黄帝问："怀孕的妇人，服药有没有妨碍？"岐伯答："为了病而用药，对孕妇没有损害，就是对胎儿也没有伤害的。"黄帝又问："为什么呢？"岐伯说："比如大积大聚也可用药攻散，但是病去大半，即应停服。"

　　[名词浅释]《六元正纪大论》：《素问》的篇名，主要为运

气学说。论六气的司天和在泉，以五运之气运化于中，三十所为一纪，两经为一周，故名。

重身：重读平声，王冰所谓："身中有身"，今江南俗语诘作笨重之重，是错的。

[**体会**] 本节论孕妇的用药法。按"有故无殒，亦无殒也"两句，李念莪以第一句指孕妇，第二句指胎儿，马玄台谓："不惟子全而母亦无殒"，是以第一句指胎儿，第二句指孕妇了。虽然反正母子俱无损害，似可不辨，但孕妇服药而引起流产或出血过多而妨碍胎儿发育，多从母体影响子体，故采前说为是。又"故"字李念莪认为如大积大聚，如果从《内经》全文来看，本节之前有如下一段：岐伯曰："不远寒则寒至，不远热则热至，寒至则坚否（通"痞"），腹满痛急，下利之病生矣；热至则生热，吐下霍乱，痈疽疮疡，瞀郁（昏闷的意思），注下，瞤瘛（目跳筋挛），肿胀，呕，鼽（鼻流清涕）衄，头痛，骨节变，肉痛，血溢血泄，淋闷之病生矣。"帝曰："治之奈何？"岐伯曰："时必顺（顺四时）之，犯者治以胜（如感热治以咸寒，感寒治以甘温）也。"据此，这里的"故"是指一般病症，所说"毒之"也指一般的治法。大积大聚的提出，说明孕妇也可用攻散之剂，其他都可理解了。必须提高警惕，毒药治病的规律已如上述，对孕妇尤要"衰其大半"，适可而止；某些药物对妊娠禁忌的，还是应该谨慎，不能借口《内经》作为掩护。

[**应用**] 能熟记最好，不但避免孟浪从事所造成的业务过失，也可纠正因循敷衍而造成的不良后果。

八、病能

本篇叙述内、外科的一般病症和预后，还附述了一些病理、鉴别诊断、疾病分类法和经验方剂等。"能"通"态"，"病能"即"病态"，《阴阳应象大论》有"此阴阳更胜之变，病之形能也"句，因采作篇名。也有就本来字面，解作能力和机能的，姑存一说。

[原文]《素问·至真要大论》曰："诸风掉眩，皆属于肝；诸寒收引，皆属于肾；诸气膹郁，皆属于肺；诸湿肿满，皆属于脾；诸热瞀瘛，皆属于火；诸病痒疮，皆属于心，诸厥固泄，皆属于下；诸痿喘呕，皆属于上；诸禁鼓栗，如丧神守，皆属于火；诸痉项强，皆属于湿；诸逆冲上，皆属于火；诸腹胀大，皆属于热；诸躁狂越，皆属于火；诸暴强直，皆属于风；诸病有声，鼓之如鼓，皆属于热；诸病胕肿，疼酸惊骇，皆属于火；诸转反戾，水液浑浊，皆属于火；诸病水液，澄澈清冷，皆属于寒；诸呕吐酸，暴注下迫，皆属于热。"

[语译]《素问·至真要大论》上说，一般风证震颤晕眩，都属肝经；一般寒证收缩拘急，都属肾经；一般气证喘逆痞闷，都属肺经；一般湿证浮肿胀满，都属脾经；一般热证昏闷抽搐，都属火。诸痛痒疮皆属于心；一般四肢厥冷、二便或闭或不禁等症，都属下焦；一般肺痿、气喘、呕吐等症，都属上焦；一

般口噤、鼓颌战栗、不能自主等症，都属火邪；一般痉病、颈
项强直等症，都属湿邪；一般逆行上冲等症，都属火邪；一般
腹大胀急等症，都属热邪；一般躁乱狂妄、精神失常等症，都
属火邪；一般急性筋脉强直等症，都属风邪；一般腹内有声、
中空如鼓等症，都属热邪；一般浮肿、酸疼、惊惕等症，都属
火邪；一般转筋、反张、小便浑浊等症，都属火邪；一般小便
清利，无热感及沉淀等症，都属寒邪；一般吐酸、泻利迫急等
症，都属热邪。

［名词浅释］胕肿：胕者夫，通"肤"，胕肿即身体浮肿。
胕字，也有作足部解的。

水液：指小便。

［体会］本节为《内经》著名的病机十九条。《内经》在望
色、切脉等诊断外，极其重视症状，病机就从复杂的症状中提
出纲领，作为辨证求因的初步认识，也是一种疾病分类法。这
里所举的病症，都指一般现象，不能看作某一种病。也可以说，
这里所提出的症状，相等于"结者散之"和"急者缓之"等的
"结"和"急"的意义，虽有所指，并不固定。在病因方面，虽
以六淫为主，亦可应用于其他杂症，显著的如小便的混浊和清
利，同样适用的阴虚和阳虚证。至于原文"诸"字和"皆"字，
虽有概括之意，决不能包罗万象，必须触类旁通，才能得到
用处。

前人对于病机的钻研，或者发掘它的根源，或者辨别它的
疑似，也有推论它的转变的。如王冰说："心虚则热收于内，肾
虚则寒动于中。"马玄台说："有其病化者，恐其气之为假，无

其病化者，恐其气之为伏，病化似虚者，恐其虚之未真，病化似盛者，恐其盛之未确。"均有深一层的看法。其间用力最专的当推金元四家中的刘完素，他依据病机十九条，参考王冰注译，并补出燥邪一条，演成《素问玄机原病式》一书，予以系统地分类说明。兹列图对照如下（图6）。

图6　病机十九条

附注（刘完素作）：

①诸热瞀瘛，暴瘖暴昧，躁扰狂越，骂詈惊骇，胕肿疼痛，气逆冲上。禁慓如丧神守，嚏呕疮疡。喉痹耳鸣，目昧不明（包括目赤肿痛，翳膜眦疡等）暴注瞤瘛，暴病暴死，皆属于火。诸病喘呕吐酸，暴注下迫，转筋，小便浑浊，腹胀大鼓之如鼓，痈疽疡疹，瘤气结核，吐下霍乱，瞀郁肿胀，鼻塞鼽衄，血溢血泄，淋（小便

涩痛）秘（大便涩滞），身热恶寒，战栗惊惑悲笑，谵妄，衄蔑血污（指紫黑血）皆属于热。

②诸暴强直，支（支持、顽固的意思）痛缩（音"软"，收缩）戾，里急筋缩，皆属于风。

③诸病上下所出，水液，澄澈清冷，癥瘕，㿗疝，坚痞，腹满急痛，下痢清白，食已不饥，吐利腥哕，屈伸不便，厥逆禁固（指禁止坚固而运动不利）皆属于寒。

④诸痉强直，积饮痞膈中满，霍乱吐下，体重胕肿，肉如泥按之不起，皆属于湿。

⑤刘完素补：诸涩（不润）枯涸，干劲皲揭（皮肤开裂），皆属于燥。

⑥诸风掉眩，皆属于肝木。

⑦诸寒吸引，皆属于肾水。

⑧诸气膹郁，病痿，皆属于肺金。

⑨诸湿肿满，皆属于脾土。

⑩诸痛痒疮，皆属于心火。

《内经》病机原文 176 字，刘完素演为 277 字，增加不少症状，这是后来发展的一斑。刘完素还有《素问病机气宜保命集》（或谓张元素作），亦可参考。

[应用] 必须熟记。有了这样一个概念，从而反复追求发病因素，比较容易得出结论，依此类推，并可应付其他病变。所以十九条所包含的症状，只要能推广应用，在临床上是起着一定的指导作用的。

[原文]《素问·生气通天论》曰："阳气者若天与日，失其所则折寿而不彰，故天运当以日光明。是故阳因而上卫外者也，欲如运枢。起居如惊，神气乃浮。因于寒，体若燔炭，汗出而散；因于暑汗，烦则喘喝，静则多言；因于湿，首如裹，湿热不攘，大筋软短，小筋弛长，软短为拘，弛长为痿；因于气，为肿，四维相代，阳气乃竭。阳气者，烦劳则张，精绝，辟积于夏，使人煎厥。目盲不可以视，耳闭不可以听，溃溃乎若坏都，汩汩乎不可止。阳气者大怒则形气绝，而血菀于上，使人薄厥。

有伤于筋，纵其若不容，汗出偏沮，使人偏枯。汗出见湿，乃生痤疿。高梁之变，足生大疔，受如持虚。劳汗当风，寒薄如皶，郁乃痤。阳气者，精则养神，柔则养筋。开合不得，寒气从之，乃生大偻。陷脉为瘘，留连肉腠，俞气化薄，传为善畏，及为惊骇。营气不从，逆于肉理，乃生痈肿，魄汗未尽，形弱而气烁，穴俞已闭，发为风疟。春伤于风，邪气留连，乃为洞泄。夏伤于暑，秋为痎疟。秋伤于湿，上逆而咳，发为痿厥。冬伤于寒，春必温病。阴之所生本在五味，阴之五宫伤在五味，味过于酸，肝气以津，脾气乃绝。味过于咸，大骨气劳，短肌，心气抑。味过于甘，心气喘满，色黑，肾气不衡。味过于苦，脾气不濡，胃气乃厚。味过于辛，筋脉沮弛，精神乃央。"

[**语译**]《素问·生气通天论》上说，阳气的作用是鼓舞于上而护卫外表的，经常运行不息。倘然生活不安定，如同受了惊吓一样，会使精神浮荡耗散，予外邪以侵袭的机会。因而受到寒邪，便身热如炽，汗出始解；因而受到暑邪，便为多汗，严重的烦闷气喘，不烦躁的也是多言自语；因而受到湿邪，头如蒙裹地作瘛——湿邪不退，与热结合，便成湿热证，能使大筋短缩而拘挛，小筋松长而痿弱无力；因而受到风邪，便为浮肿，或四肢偏废，上下左右相代，阳气逐渐衰竭。

阳气因为烦劳过度，汗出太多，能使阴精耗伤，这种病积延到夏季炎热，成为煎厥，煎厥的症状是目光昏糊不能看东西，耳内闭塞似地听觉不聪，病势的发展，好比堤防破坏，无法阻止河水的奔放流泄。阳气在大怒之下，使气上逆，形态极度紧张，同时血随上升，成为薄厥。因此筋脉受伤，则四肢纵缓，不容自己运用；半边汗出，特别潮湿，可以成为半身不遂的偏枯症；汗出时候受到水湿阻滞，易生小疖和暑疹——也有喜欢吃膏粱厚味的人多生疔毒，好像拿了空虚的器皿来接受别人的赠予一样容易；劳动汗出受风，由于冷气的郁遏，也能酿成小疖、赤瘰一类疾患。

阳气中精粹的内养精神，柔润的外养筋肉，向外向内的开阖机能失常，寒气因而乘入。伤在背脊，便生大偻，身俯不能仰；伤在经脉，便生鼠瘘，留连在皮里膜外；倘从经穴内迫，逐渐成为恐惧和惊惕；留滞肌肉部分，障碍血液流行，郁结而成痈肿外疡，也有汗出未止，形体已疲，热气正在消烁，骤然受寒，毛孔闭塞，可以发生风疟。

春季伤了风邪，挨延到夏天能生泄泻；夏季伤了暑邪，秋天能生疟疾；秋季伤了湿邪，易患气逆咳嗽，并发四肢痿弱、厥冷等症；冬季伤了寒邪，到春天往往感染温病。

阴气的滋生，由于五味，五脏的损害，也由于五味。所以多啖酸的，能使肝气过旺，影响脾胃运化；多啖咸的，能使腰骨劳伤，肌肉萎缩，影响心脏气塞不行；多啖甜的，能使胸膈壅塞喘促，影响肾气平衡而色黑；多啖苦的，能使脾经枯燥，影响胃肠消化排泄；多啖辛辣的，能使筋脉毁伤弛废，精神也受到灾殃。

[**名词浅释**] 因于气：这里的气应作风气解，四肢相代，也是指中风偏废一类。

煎厥、薄厥：气逆而阴阳失调，轻则手足寒冷，重则不知人事，都叫做厥。煎厥、薄厥即因阴阳不调所引起的一种病症，煎是形容阴精如被煎熬地渐渐消失，薄音"搏"，形容有升无降迫急之状。

痤、疿、皶：痤音"锄"，指轻微的肿，即小疖；疿音"沸"，俗称疿子，即汗疹；皶音"渣"，鼻部及其周围红晕似疮，即面鼻赤瘰。

偻、瘘：偻音"娄"，指背部伛曲；瘘音"漏"，颈项的疾患，如鼠瘘，今称瘰疬一类。

[**体会**] 本节以阳气为核心，说明一般疾病的形成。首先指出阳气有卫外作用，六淫的侵入都由阳气不固为其主因；其次指出阳气过旺，可使血液妄行，阴分耗散，尤其阳旺汗出而感受风寒水湿，还会变生其他疾患；再次指出阳气能养神、柔筋，如果内外失调，影响精神和形体方面，都有病变呈现；最后指出阳气虚弱而引起的病症，有当时即发的，有因某脏受损而至某一时期始发的；再由于阳气而联系到阴味，并指出了阴味过度对于内脏的损害。从整个来说，这是非常具体的一段理论，包括急性病和慢性病，也包括了内证和外证。但在本节里必须找出其主病及附带病症，然后能掌握其重点。例如：因阳气不固而感受的寒证、暑证、湿证和风证都是主病，其中湿热不攘便是附带病症。又如：因阳气耗散或上逆而致成的煎厥或薄厥是主病，其他筋纵、偏枯、痤疿、皶痤等便是附带病症。主要是有些病症都由主病传变，或因主病而连累及之，不能肯定其必有，显见的如疔疮说明膏粱热毒，不关阳气诱发，可能因痤疿而连叙，尤为附带中的附带病症了。

春季受了风邪至夏天生泄泻，夏季受了暑邪至秋天生疟疾等说法，在《阴阳应象大论》里比较说得简要："冬伤于湿，春必病温，春伤于风，夏生飧泄，夏伤于暑，秋必痎疟，秋伤于湿，冬生咳嗽。"这种受邪而不即发病的，过去称作"伏气"，伏气的意义与现代所说的潜伏期有些相似，古代没有病毒、病原体的研究，他看到季节性的发病，认为是脏气亏损，脏气的亏损由于调养不适当，于是有追根寻源的想法。故与道生篇内《四气调神大论》所说"逆之则伤肝，夏为寒变，逆之则伤心，秋为痎疟"等理论完全一致。清代雷少逸曾根据《内经》四时六气为病，分作即病和不即病撰成《时病论》一书，有法有方，可以参阅。至于伏气的争辩，在中医书里聚讼纷纭，暂时不作讨论。

　　[备注]①《内经》原文作："阳气者若天与日，失其所则折寿而不彰，故天运当以日光明（李念莪把这几句摘入阴阳篇）。是故阳因而上卫外者也，因于寒，欲如运枢，起居如惊，神气乃浮……"很明显，本节所说的，都是从阳气不固或阴阳不平衡以后所引起的疾患，不把阳气提出是不容易理解的，此其一。②其次，阳气的本能怎样？怎样会使阳气不固和失其平衡？《内经》中原有交代，如果不把这总纲弄清楚，对以下的许多病症也会发生模糊之感。因此，我个人认为应作如下的修改："阳因而上卫外者也，欲如运枢。起居如惊，神气乃浮。因于寒，体若燔炭，汗出而散；因于暑，汗、烦则喘喝，静则多言；因于湿……"这样，第一第二两句说明了阳气的本能和正常现象，三、四两句说明了阳气的所以失常与生活有关系，五、六两句说明了因此而受寒的症状，以后都可迎刃而解了。③又

《内经》原文煎厥之下，有："目盲不可以视，耳闭不可以听，溃溃乎若坏都（都是用来防水的），汩汩（音"骨"，水流貌）乎不可止"数句，大怒之上，有"阳气者"三字，开阖不得之上，有"阳气者，精则养神，柔则养筋"三句，味过于酸上，有"阴之所生，本在五味，阴之五宫，伤在五味"四句。倘然除头去尾，均能失去《内经》用意，兹均补入。

[应用] 必须熟记。从这里可以认识到疲劳过度、情志波动和生活不安定等都能引起阳气变化，从而体内失其平衡，外邪乘机侵袭，造成外感和内伤一系列病症。也可回顾到道生篇："真气从之，病安从来"，正是它的最好注脚。

[原文]《素问·阴阳别论》曰："二阳之病发心脾，有不得隐曲，女子不月，其传为风消，其传为息贲者，死不治。三阳为病，发寒热，下为痈肿，及为痿厥腨痛，其传为索泽，其传为颓疝。一阳发病，少气，善咳，善泄，其传为心掣，其传为膈。二阳一阴发病，主惊骇背痛，善噫，善欠，名曰风厥。二阴一阳发病，善胀，心满，善气。三阴三阳发病，为偏枯痿易，四肢不举。所谓生阳死阴者，肝之心，谓之生阳；心之肺，谓之死阴；肺之肾，谓之重阴；肾之脾，谓之辟阴。死不治。结阳者，肿四肢。结阴者，便血一升，再结二升，三结三升。阴阳结斜，多阴少阳，曰石水，少腹肿。二阳结，谓之消。三阳结，谓之隔。三阴结，谓之水。一阴一阳结，谓之喉痹。"

[语译]《素问·阴阳别论》上说，二阳病的发生多起于心脾两经，因为情绪抑郁难以表达，可以影响到女子月经不调，

并能发展为肌肉消瘦的"风消"，再为呼吸喘促的"息贲"，便成不治之症了。三阳病的症状是寒热、下肢浮肿，痿弱不暖，足肚酸疼，发展为形容枯槁的"索泽"症，或为小腹痛引睾丸的"𤹅疝"症。一阳病是气短，咳嗽，泄泻，发展为惊惕不宁的"心掣"症，或为饮食困难的"噎膈"症。二阳一阴合病是惊吓，背痛，多噫气和呵欠，叫做"风厥"。二阴一阳合病是善于作胀，胸膈满闷，气分不畅。三阴三阳合病是偏枯、足痿移易，四肢不能举动。一般病症的传变，分作生阳和死阴两项，例如：肝病传到心，叫做"生阳"；心病传到肺，叫做"死阴"；肺病传到肾，叫做"重阴"；肾病传到脾，叫做"辟阴"，辟阴是一个不治之症。病邪结聚在阳经的多肢肿，结在阴经的多便血——浅的下血一升，重的二升，再重的三升，如果阴经阳经都有病邪而阴经重于阳经，则多少腹肿满的"石水症"。邪结二阳的病为消渴，在三阳的病为阻隔，在三阴的病为水肿，在一阴一阳的病为喉痹。

[**名词浅释**]《阴阳别论》:《素问》的篇名，分辨阴病和阳病，阴脉和阳脉，文内有"别于阳者，别于阴者"等句，故名。

一阳、二阳、三阳、一阴、二阴、三阴：即少阳、阳明、太阳、厥阴、少阴、太阴六经的别名，以部位而言为一、二、三，以性质而言，则为太、少、厥、明。

生阳、死阴：阳主生长，阴主收藏，故病从阴脏转入阳脏的，认为化险入夷，叫做生阳，由阳转阴的认为由明入幽，叫做死阴，倘由阴脏传至阴脏，尤为严重，便称重阴和辟阴。重，平声，辟同"僻"，幽僻的意思。

[**体会**] 六经与内脏关联，其性质、功能和部位各不相同。本节即就各个经和脏的性质、功能和部位三方面来叙述一般的病变，所以没有指出发病的因素。不难看到，这里前面的二阳是胃，三阳是足太阳，一阳是胆，二阳一阴是胃与肝，二阴一阳是心与三焦，三阴三阳是脾与足太阳，后面的二阳是胃与大肠，三阳是膀胱与小肠，三阴是脾，一阴一阳是肝与胆。姑举二阳病来说明，凡是怵惕思虑和忧愁不解都能损害心脾，脏象篇中已有论及。故有不愉快的情况，容易引起气分郁结，影响到胃功能的消化，从而饮食减少，营养不良，体力逐渐衰弱，在女子所显见的是月经由量少而至停止。进一步像风化一样地形体消瘦，随着呼吸也困难急促，说明消化系统和循环系统都受障碍。那么，这里虽然没有指出因素，已经包括因素在内，这因素便是七情内伤。七情和六淫是病因中的两大类别，故本人认为这一节是内伤发病，与上节论外感恰恰相对。

[应用] 必须熟记。许多病症在找不到原因时，就应该着眼在情志与经脏本身的变化。

[原文]《灵枢·经脉》篇曰："肺，手太阴也。是动则病肺胀满，膨膨而喘咳，缺盆中痛，甚则交两手而瞀，此谓臂厥。是主肺所生病者，咳，上气，喘渴，烦心，胸满，臑臂内前廉痛厥，掌中热。气盛有余，则肩背痛，风寒，汗出中风，小便数而欠。气虚则肩背痛，寒，少气不足以息，尿色变。大肠，手阳明也。是动则病齿痛，颈肿。是主津液所生病者。目黄，口干，鼽衄，喉痹，肩前臑痛，大指次指痛不用。气有余，则

当脉所过者热肿，虚则寒栗不复。胃，足阳明也。是动则病洒洒振寒，善呻，数欠，颜黑。病至则恶人与火，闻木音则惕然而惊，心欲动，独闭户塞牖而处，甚则欲上高而歌，弃衣而走，贲响腹胀，是为骭厥。是主血所生病者。狂疟温淫汗出，鼽衄，口㖞，唇胗，颈肿，喉痹，大腹，水肿，膝膑肿痛，循膺、乳、气街、股、伏兔、骭外廉、足跗上皆痛，中指（趾）不用。气盛则身以前皆热，其有余于胃，则消谷善饥，尿色黄。气不足，则身以前寒栗，胃中寒，则胀满。脾，足太阴也。是动则病舌本强，食则呕，胃脘痛，腹胀，善噫，得后与气，则快然如衰，身体皆重。是主脾所生病者。舌本痛，体不能动摇，食不下，烦心，心下急痛，溏，瘕泄，水闭，黄疸，不能卧，强立，股膝内肿厥，足大指（趾）不用。心，手少阴也。是动则病嗌干，心痛，渴而欲饮，是为臂厥。是主心所生病者。目黄，胁痛，臑内后廉痛厥，掌中热痛。小肠，手太阳也。是动则病嗌痛颔肿，不可以顾，肩似拔，臑似折。是主液所生病者。耳聋，目黄，颊肿，颈、颔、肩、臑、肘、臂外后廉痛。膀胱，足太阳也。是动则病冲头痛，目似脱，项如拔，脊痛，腰似折，髀不可以曲，腘如结，踹如裂，是为踝厥。是主筋所生病者。痔，疟，狂癫疾，头囟项痛，目黄，泪出，鼽衄，项、背、腰、尻、腘、踹、脚皆痛，小指（趾）不用。肾，足少阴也。是动则病饥不欲食，面如漆柴，咳唾则有血，喝喝而喘，坐而欲起，目䀮䀮如无所见，心如悬，若饥状，气不足，则善恐，心惕惕如人将捕之，是为骨厥。是主肾所生病者。口热，舌干，咽肿，上气，嗌干及痛，烦心，心痛，黄疸，肠癖，脊股内后廉痛，痿厥嗜卧，足下热而痛。心主手厥阴心包络也。是动则病手心热，臂肘挛急，腋肿，甚则胸胁支满，心中憺憺大动，面赤目黄，喜笑不休。是主脉所生病者。烦心，心痛，掌中热。三焦，手少阳也。是动则病耳聋浑浑焞焞，嗌肿喉痹。是主气所生病者，汗出，目锐眦痛，颊痛，耳后、肩、臑、肘、臂外皆痛，小指次指不用。胆，足少阳也。是动则病口苦，善太息，心胁痛，不能转侧，甚则面微有尘，体无膏泽，足外反热，是为阳厥。是主骨所生病者。头痛，颔痛，目锐眦痛，缺盆中肿痛，腋下肿，马刀侠瘿，汗出，振寒，疟，胸、胁、肋、髀、膝外至胫、绝骨、外踝前及诸节皆痛，小指（趾）次指（趾）不用。肝，足厥阴也。是动则病腰痛，不可以俯仰。丈夫㿉疝，妇人少腹肿。甚则嗌干，面尘脱色。是主肝所生病者，胸满呕逆，飧泄狐疝，遗尿闭癃。"

［语译］《灵枢·经脉》篇上说，肺脏与手太阴经关联，这一经一脏变动所呈现的病症是胸部闷满膨胀，咳嗽气喘，缺盆中痛，剧烈的影响两手臂麻木，叫做"臂厥"。凡属肺的经脏发病，多见咳嗽，气逆喘粗，心烦胸闷，臂臑内前侧痛冷，手心热；实者为肩背痛；伤于风寒则汗自出，小便频数不长；虚者为肩背痛，怕冷，气少呼吸困难，小便变作黄赤等症。

大肠与手阳明经关联，它的变动为病是齿痛，颈部肿。凡属大肠的经脏发病，多见目黄口干，鼻流清涕，鼻衄喉痹，肩臂痛，食指痛不能用；实者当经脉所过的地方发热肿起；虚者寒冷不易回复等症。

胃与足阳明经关联，它的变动为病是凛凛怕寒，频作呵欠，颜面灰黑；转变为热，则厌恶见人和火，听到木音心跳惊怯，但愿关窗闭户独居，热甚的还会爬高忘险，狂妄歌笑，卸去内衣奔走，肠鸣腹胀，叫做"骭厥"。凡属胃的经脏发病，多见癫狂，疟疾，壮热汗出，鼻涕鼻衄，口㖞唇疮，颈肿喉痹，腹胀水肿，膝部肿痛，沿胸乳、气街、大股、伏兔、足胫和足背都痛，足中趾不能举用；实者在经则身前皆热，在脏则消化加强，易饥，小便黄色；虚者在经则身前寒，在脏则消化不良，当脘胀满等症。

脾与足太阴经关联，它的变动为病是舌本牵强，食入呕吐，脘痛腹胀，身体沉重，噫气频作，得到大便和矢气便感松快。凡属脾的经脏发病，多见舌本强痛，体重不便动摇，食欲呆钝，心中觉烦，心下急痛，大便溏薄泄泻，水湿不化，黄疸，不能安卧，勉强站立则股膝内侧肿冷，足大趾不能用等症。

心与手少阴经关联，它的变动为病是咽喉干燥，心中痛，口渴饮水，叫做"臂厥"。凡属心的经脏发病，多见目黄，胁痛，手臂内后侧痛冷，掌心热痛等症。

小肠与手太阳经关联，它的变动为病是咽喉痛，颔肿，头部不能转侧，肩臂痛如拔折。凡属小肠的经脏发病，多见耳聋，目黄，颊肿，颈颔连肩臂外后侧痛等症。

膀胱与足太阳经关联，它的变动为病是气冲头痛，目欲脱出，头项如拔，脊痛，腰如断折，髀关不能屈曲，膝后纽结，足胫裂痛，叫做"踝厥"。凡属膀胱的经脏为病，多见痔疮，疟疾，癫狂，头颅巅顶作痛，目黄泪出，鼻涕鼻衄，项部以下背、腰、尻骨、膝湾、足胫连脚都痛，足小趾不能举用等症。

肾与足少阴经关联，它的变动为病是饥饿不能进食，面黑，咳嗽吐血，气分喘促，坐后起立便觉眼花，心如悬挂地震荡不宁，又像饥饿时的嘈杂；虚者常觉惊恐，心中惶惶如被逮捕，叫做"骨厥"。凡属肾的经脏发病，多见口中热，舌干，咽喉红肿，干燥梗痛，气逆，心中烦痛，黄疸，下利，脊、背、股部内后侧疼痛痿弱清冷，喜卧，足心热而疼痛等症。

心包与手厥阴经关联，它的变动为病是手心热，手臂拘挛，腋下肿，剧烈的胸部胁肋胀满，心中有不定的震荡，面红目黄多笑。凡属心包络的经脏发病，多见心中烦躁且痛，掌心灼热等症。

三焦与手少阳经关联，它的变动为病是耳聋听觉不聪，咽肿喉痹。凡属三焦的经脏发病，多汗出，目外眦痛，颊痛连及耳后、肩、臂外侧都痛，食指不能举用等症。

胆与足少阳经关联，它的变动为病是口苦，多太息，胸胁痛不能转侧；剧烈的面晦如尘，肌肤枯槁不润，足外侧热，叫做"阳厥"。凡是胆的经脏发病，多见头痛，颔痛，目外眦痛，缺盆肿痛，腋下肿——瘰疬，汗出，寒战如疟，胸、胁、髀、膝外侧至足胫、外踝前关节都痛，足小趾次趾不能举用等症。

肝与足厥阴经关联，它的变动为病是腰痛不能前俯后仰，在男子为疝，在女子为少腹肿痛；剧烈的咽喉干燥，面部晦滞无血色。凡是肝的经脏发病，多见胸中满闷，呕吐，泄泻，狐疝，遗尿或小便不利等症。

[名词浅释] 是动、所生：张隐庵注，"夫是动者病因于外，所生者病因于内，凡病有因于内者，有因于外者，有因外而及

于内者，有因内而及于外者，有内外之兼病者。"他所说的外指经脉，内指脏腑，但应随证分辨，不必以内外印定。

后、气：后指大便，气指矢气。

马刀侠瘿：《内经》所说鼠瘘即瘰病，成串的以其形长又称马刀。侠通"挟"，侠瘿即挟颈所生的瘤。

[体会] 十二经脉的发病部位，就是十二经脉所通过的地方，由于经脉与内脏相关联，故又牵及内脏症状。《经水》篇里曾说："五脏者合神气魂魄而藏之，六腑者受谷而行之，受气而扬（布扬内外的意思）之，经脉者受血而营之。"本节的一般症状，很可能是基于临床实验，结合生理现象推测得来，其中哪一种是经病，哪一种是脏病，以及哪一类是经脏合病，必须加以分析。特别是"是动则病"和"是主某所生病者"两句，分为前后两截，应有明确的认识。考《难经·二十五难》："经言是动者气也，所生病者血也，邪在气，气为是动，邪在血，血为所生病。"徐灵胎注："是动诸病乃本经之病，所生之病则以类推而旁及他经者。"可以意味着"是动则病"是指本脏而牵及本经的经脏合病，"是主某所生病者"是指一般的本经本脏杂病。故说肺、脾等五脏所生病，包括肺和手太阴、脾和足太阴等经脏而言。津液、血气、筋骨等所生病，当是一种互词，企图把经脏的性质和五脏所属来解释，但与生理不相符合，反致意义模糊，兹仍从经脏说法，留待讨论。

[补充]《内经》里有关经脏发病，都是实践中的忠实报道，还有如下记载。《五邪》篇："邪在肺则病皮肤痛，寒热，上气，喘，汗出，咳动肩背；邪在肝则两胁中痛，寒中，恶血在内，

行善掣节，时脚肿；邪在脾胃则病肌肉痛，阳气有余、阴气不足则热中善饥，阳气不足、阴气有余则寒中肠鸣腹痛，阴阳俱有余、若俱不足则有寒有热，邪在肾则病骨痛阴痹，阴痹者按之而不得，腹胀腰痛，大便难，肩背颈项痛，时眩；邪在心则病心痛善悲，时眩仆。"《邪气脏腑病形》篇："大肠病者，肠中切痛而鸣濯濯；胃病者，腹胀，胃脘当心而痛，上支两胁，膈咽不通，食饮不下；小肠痛者，小腹痛，腰脊控睾而痛，时窘之后，当耳前热。若寒甚，若独肩上热甚，及手小指次指之间热；三焦病者，腹气满，小腹尤坚，不得小便，窘急，溢则水留即为胀；膀胱者，小便偏肿而痛，以手按之即欲小便而不得，肩上热，若脉陷及足小指（趾）外廉及胫踝后皆热；胆病者，善太息，口苦呕宿汁，心下澹澹恐人将捕之，嗌中阶阶然数唾。"《缪刺》篇："邪客于足少阴之络，令人卒心痛，暴胀，胸胁支满，又令人嗌痛不可纳食，无故善怒，气上走贲上；邪客于手少阳之络，令人喉痹舌卷，口干心烦，臂外廉痛，手不及头；邪客于足厥阴之络，令人卒疝暴痛；邪客于足太阳之络，令人头项肩痛，又令人拘急背痛，引胁而痛，邪客于手阳明之络，令人气满胸中，喘息而支胠胸中痛，又令人耳聋，时不闻音；邪客于掌臂之间（指手厥阴之络），不可得屈；邪客于足阳明之络，令人鼽衄，上齿寒；邪客于足少阳之络，令人胁痛不得息，咳而汗出，又令人留于枢中痛，髀不可举；邪客于足太阴之络，令人腰痛，引少腹控眇（季肋下），不可以仰息。"

　　[应用] 能熟记最好。与经脉循行路线对看，不仅容易理会，还可了解经脉在临床的实际应用。

［原文］《素问·通评虚实论》曰："邪气盛则实，精气夺则虚。"

［语译］《素问·通评虚实论》上说，邪气充盛的叫做实证，精气耗夺的叫做虚证。

［名词浅释］《通评虚实论》：《素问》的篇名，通评即概论，因文内概括地论述脉象和症状的虚实，故名。

［体会］一般病症，不外虚实两大类。从因素来说，风寒暑湿燥火等外邪侵入的多是实证，气血精神津液等内脏损伤的多是虚证；从现象来说，急性、进行性、机能兴奋的多是实证，慢性、退行性、机能衰减的多是虚证。故经络障碍，脏腑壅塞，气分郁结，瘀血停留，脉象弦大紧急等多属于实；面色惨白，形体疲劳，精神萎靡，呼吸低微，脉象细小软弱等多属于虚。由于虚实是表示邪气与精气，也就是表示病与人两方面，所以邪气只有实而无所谓虚，精气只有虚而无所谓实。《伤寒论》对于这问题非常重视，逢到紧要关头都有指出，如说："发汗病不解，反恶寒者，虚故也；阳明病谵语……不大便，脉反微涩者，里虚也，为难治；伤寒中风，医反下之，其人下利日十数行，谷不化，腹中雷鸣……此非热结，但以中气虚；太阳病得之八九日……脉微而恶寒者，此阴阳俱虚，不可更发汗更下更吐也。"又如说："伤寒六七日……无表证，大便难，身微热者，此为实也，急下之；伤寒十三日不解，胸胁满而呕……潮热者，实也；若下利，脉当微厥，今反和者，此为内实也；少阴病饮食入口则吐……此为胸中实，不可下也，当吐之。"诸如此类，不能悉举，可见虚实是辨证论治的重要关键了。

［**应用**］必须熟记。虚实的辨别，是从复杂的症状、脉象和体力以及其他情况，经过综合观察所得的结果，还要在中间分出形气俱实、形气俱虚和形虚证实的不同程度。

［**原文**］《素问·调经论》帝曰："阳虚则外寒，阴虚则内热；阳盛则外热，阴盛则内寒。不知其所由然也。"岐伯曰："阳受气于上焦，以温皮肤分肉之间。今寒气在外，则上焦不通，上焦不通，则寒气独留于外，故寒慄。"帝曰："阴虚生内热奈何？"岐伯曰："有所劳倦，形气衰少，谷气不盛，上焦不行，下脘不通，胃气热，热气熏胸中，故内热。"帝曰："阳盛则外热奈何？"岐伯曰："上焦不通，则皮肤致密，腠理闭塞，玄府不通，卫气不得泄越，故外热。"帝曰："阴盛生内寒奈何？"岐伯曰："厥气上逆，寒气积于胸中而不泻，不泻则温气去，寒独留，则血凝泣，凝则脉不通，其脉盛大以涩，故中寒。"

［**语译**］《素问·调经论》中帝问："阳虚的体外寒，阴虚的体内热，阳盛的体外热，阴盛的体内寒，这是什么理由呢？"岐伯说："阳气来自上焦，赖以温养皮肤肌肉部分，外面受了寒气，使阳气阻塞不能达到外表，只有寒气停留，故为怕冷战慄。"帝问："阴虚的体内热呢？"岐伯说："疲劳过度，形体乏力，纳食减少，中气不足，因而上焦、下脘都不宣畅，胃中的热气上熏胸中，便成内热。"帝问："阳盛的外热呢？"岐伯说："上焦不通，能使皮肤紧密，汗孔闭塞，卫气没有发泄的机会，故作外热。"帝问："阴盛的体内寒又怎样呢？"岐伯说："寒气上逆，积在胸中不散，因而阳气萧索，血行凝滞，脉象大而且

涩，便成为中寒证了。"

[名词浅释]《调经论》:《素问》的篇名，讨论病有虚实，有属于五脏的气、血、神、志、形的，有属于环境的风、雨、寒、暑和饮食居处的，都应当调其经脉。

玄府：指汗孔，水热论里说，"所谓玄府者，汗空也。"

[体会]此言阴阳虚实有内外寒热的区别，我们可以认识到内外寒热就是表里寒热，如果把阴阳、虚实、表里、寒热并起来说，就是中医理论体系中的八纲，八纲中阴阳是纲领的纲领，虚实是表里的寒热的纲领，虚实必须结合表里、寒热，才能细致地分析病情，作出明确的诊断。后世因《内经》启发所得到的概念如下（图7）。

实 ┌ 表实——包括感冒和急性热病初期证等，治以发散为主，如麻黄汤、葱豉汤之类
　　├ 里实——此类范围最广，凡水湿痰食等阻滞于内，不分上中下三焦都属之，治法亦包括催吐、消导、攻下等，如大陷胸汤、枳实导滞丸之类
　　├ 实寒——包括表和里的寒性实证，故病所亦不一致，如表寒用麻黄汤，里寒用四逆汤之类
　　├ 实热——包括表和里的热性实证，如表热用银翘散，里热用黄连解毒汤之类
　　└ 假虚——此指大实有羸状，多属里证，依照寒、热实证分别治之

虚 ┌ 表虚——指阳虚自汗或体弱易受风邪等症，治以固涩为主，如牡蛎散、玉屏风散之类
　　├ 里虚——此类范围亦广，凡内脏精气虚弱、机能衰退多属之，治法包括补气、养血、益精、生津等，如四君子汤、四物汤、龟鹿二仙胶之类
　　├ 虚寒——即阳虚一类，治宜温补，王冰所谓"益火之原，以消阴翳"。如理中汤、附子汤之类
　　├ 虚热——即阴虚一类，治宜清滋补养，王冰所谓"壮水之主，以制阳光"。如六味地黄汤、清骨散之类
　　└ 假实——以指至虚有盛候，多属里证，依照寒、热虚证分别治之

图7　虚实概念

　　病症的发现，并不如此简单，还有表实里虚的，表虚里实的，也有表里俱实和表里俱虚的，必须考虑邪正消长的程度，决定缓急轻重的措施。张景岳曾说："正者本也，邪者标也，若正气既虚，则邪气虽盛亦不可攻，盖恐邪未去而正先脱，呼吸变生则措手不及。若正气无损者，邪气虽微自不宜补，盖补之则正无与（正气得不到益处的意思）而邪反盛，适足借寇兵而资盗粮，故治实证者当直去其邪，邪去则身安。"又说："无虚者急在邪气，去之不速，留则生变。多虚者急在正气，培之不早，临期五济。微虚微实者亦治其实，可以一扫而除。甚虚甚实者所畏在虚，但宜固守根本。二虚一实者兼其实，所以开其一面，二实一虚者兼其虚，所以防生不测。"这些说明了虚实证的变化及其治法，纯虚纯实证不难辨别施治，只有虚中之实，实中之虚，最宜留意，而缓急轻重是处置时一个总的关键。必须指出，后人对于阳气衰微，卫气不固不因外邪所致的畏寒肢冷，与肾阴亏虚火易动，不因火邪所致的烦躁、五心发热，也引"阳虚则外寒，阴虚则内热"两句解释，显然和《内经》原意有出入。但从虚证来说，亦自可通，我见二说不妨并存。

　　［应用］必须熟记，特别注意虚实与表里寒热的结合。

　　［原文］《灵枢·调经》篇曰："因饮食劳倦，损伤脾胃，始受热中，末传寒中。"

　　［语译］《灵枢·调经》篇上说，因为饮食、疲劳、肠胃损伤，开始是内脏的热病，后来可以转作寒证。

　　［体会］本节从邪正的消长来说明虚实证的变化。李念莪认

为："初起病时，元气未虚，邪气方实，实者多热，及病之久，邪气日退，正气日虚，虚者多寒。"照他说法，倘引《伤寒论》作证，三阳病多热多实，三阴病多寒多虚，正是一个很好例子。然而这里所说的"寒中"，不同于一般的寒证，而是指退行性的一种虚弱证，这种虚弱证的造成，除体质外，与用药极有关系，往往本是实热，由于过用苦寒清火，反致脾胃受伤，产生虚寒现象的呃逆、泄泻和中满等症，特别是老年体弱或中气素虚的人，不予预先照顾，极易生变。故《内经》首先指出"饮食劳倦"，不可忽视。

[备注]《灵枢》内无此篇名，待考。

[应用] 必须熟记。审病正确之后，还要考虑体质和日常生活情况，才能掌握其全部过程。

[原文]《素问·玉机真脏论》曰："脉盛，皮热，腹胀，前后不通，闷瞀，此谓五实。脉细，皮寒，气少，泄利前后，饮食不入，此谓五虚。浆粥入胃，泄注止，则虚者活。身汗，得后利，则实者活。"

[语译]《素问·玉机真脏论》上说，脉象洪大有力，皮肤发热，腹内胀满，大、小便闭结，胸中烦闷不安，这叫做五实证；脉象细弱无力，皮肤不暖，呼吸气怯，大、小便不禁，不进饮食，这叫做五虚证。五虚证只要能够吃些浆粥，泄泻停止，便可挽回；五实证得到汗出、大便通，也能得救。

[体会] 这是举出实证和虚证的两个病例，前者是指的急性热病，后者是虚寒性的胃肠病。故前者得到汗出、大便通利，

病邪有排出的机会，就能转危为安，后者得到进食、泄泻停止，营养能够吸收，也就不致正气虚脱。毫无疑问，这是前人的实践经验，直到现在，还是对实证以汗、下为主，虚证以扶元和中为要。特别在《内经·平人气象论》指出："平人之常气禀于胃，胃者平人之常气也，人无胃气曰逆，逆者死。"故后来对许多虚弱症不完全用对症疗法，而以调养脾胃为主，使全身症状从而得到改善。像肺痨用培土生金法是一个明显例子，并且可以证明这种治法是具有实际意义的。

〔应用〕必须熟记，不仅对诊断有帮助，还指出了预后和治疗的方针。

〔原文〕《素问·举痛论》帝曰："余知百病生于气也，怒则气上，喜则气缓，悲则气消，恐则气下，寒则气收，炅则气泄，惊则气乱，劳则气耗，思则气结。九气不同，何病之生？"岐伯曰："怒则气逆，甚则呕血及飧泄，故气上矣。喜则气和志达，荣卫通利，故气缓矣。悲则心系急，肺布叶举，而上焦不通，荣卫不散，热气在中，故气消矣。恐则精却，却则上焦闭，闭则气还，还则下焦胀，故气不行矣。寒则腠理闭，气不行，故气收矣。炅则腠理开，荣卫通，汗大泄，故气泄矣。惊则心无所倚，神无所归，虑无所定，故气乱矣。劳则喘息汗出，外内皆越，故气耗矣。思则心有所存，神有所归，正气留而不行，故气结矣。"

〔语译〕《素问·举痛论》中帝问："我知道一般疾病多起于气分不调，比如怒使气上，喜使气缓，悲使气消，恐使气下，寒使气收，热使气泄，惊使气乱，劳使气耗，思使气结，这九种不同情况，究竟发现哪些病症呢？"岐伯说："愤怒时候，气上升逆，剧烈的引起呕血，也能影响肠胃泄泻；喜悦时，意志和平，营卫舒畅，过分时反使气机迟缓；悲伤时候，心肺郁结，上焦阻塞，营卫不利，留在胸中的热，能把气分消耗；恐惧时候，精神萎缩，使上焦闭阻，下焦的气不能上升，因而郁积于下，成为胀满；寒气侵入，毛孔闭塞，卫气不通，故气敛怕冷；热气侵入，汗孔开张，汗液排出，气分随着疏泄；惊吓时候，心神无所寄托，思想不能集中，故气分妄乱；劳动时候，气喘，汗出，气分由内外耗散；思虑时候，心神专一，气机留滞，因而结聚了。"

[**名词浅释**]《举痛论》:《素问》的篇名，列举各种痛证，以寒气为主因，兼及九气。

炅：音"炯"，热的意思，《内经》上凡称"炅中"即热中，"炅气"即热气。

[**体会**]中医治病，向来重气，《内经》在病理方面，曾提出：①气并——气偏着于一处，如《腹中论》说，"须其气并而治之"；②气迫——五脏之气相迫为病，如《六节藏象论》说，"不及则所胜妄行，而所生受病，所不胜薄之也，命曰气迫"；③气逆——气上行而不顺，如《通评虚实论》说，"气逆者足寒也"；④气反——病气相反，如《五常政大论》说，"气反者，病在上取之下，病在下取之上"；⑤气淫——五脏之气的内相侵犯，如《六节藏象论》说，"太过则薄所不胜而乘所胜也，命曰气淫"；⑥气绝——生气灭亡，如《经脉》篇说，"六阳气绝

则阴与阳相离"等等。说明人身之气极其重要，一旦失常，都能引起生理障碍，发生病变以至死亡。后人又曾出气滞、气壅、气郁、气积、气聚、气闭等作为病理的解释，因而在病症方面，也有气中、气厥、气膈、气胀、气臌、气水、气呃、气极、气淋、气痔、气秘、气瘿、气瘤和气疝等名称。

"气"究竟是什么？在目前很难加以定义，有些地方代表一种能力，有些地方是指的一种物质。据我个人看法，前人把气和血对待，血是物质，气也应该是物质，气所发生的作用，就是所谓能力。中国古代唯物主义哲学都认为气是最根本的原始物质，那么古人看到了有形的血，可能觉察还有充满在血液里的最细微的、肉眼不能看到的一种物质，这种物质的作用，能改善血液的功能和帮助血液的正常流行，就称作气。所以气和血成为构成机体的重要材料，是绝对不能分离的。如果气受到心理上、环境上的刺激，不论情志方面的怒、喜、悲、恐、惊、思，气候方面的寒、热，以及工作方面的劳动，都会影响到血。《内经》在本节里所说的"呕血""营卫通""营卫通利"和"营卫不散"，与"上焦闭""心无所倚"和"正气留而不行"等，都包括血分在内。相反地，后世在血分病方面有"理气和血""行气逐瘀""血脱益气""祛寒活血""清热凉血"等方法，同样没有离开过气分。从这些地方可以认识气和血的密切关系，决不能为了无形就认作是空虚的。至于真气、精气、元气等是指整个机体的物质，包括气血和其他成分在内，又不同于一般的气，应予分别。有关气的问题，是中医基本理论之一，希望同道们多加讨论。

[应用] 必须熟记。虽以七情伤气为主，但结合寒、热和疲劳，实际上包括了内、外和不内外三因，也包括了气血精神和津液等多方面的损害。

[原文]《素问·风论》曰："风者，善行而数变，腠理开则洒然寒，闭则热而闷。其寒也，则衰食饮。其热也，则消肌肉。故使人佚慄而不能食。风气与阳明入胃，循脉而上至目内眦。其人肥，则风气不得外泄，则为热中而目黄。人瘦，则外泄而寒，则为寒中而泣出。风气与太阳俱入，行诸脉俞，散于分肉之间，与卫气相干，其道不利，故使肌肉愤䐜而有疡。卫气有所凝而不行，故其肉有不仁也。疠者，有营气热胕，其气不清，故使鼻柱坏而色败，皮肤疡溃，风寒客于脉而不去，名曰厉风。风中五脏六腑之俞，亦为脏腑之风，各入其门户所中，则为偏风。风气循风府而上，则为脑风。风入系头，则为目风眼寒。饮酒中风，则为漏风。入房汗出中风，则为内风。新沐中风，则为首风。久风入中，则为肠风飧泄，外在腠理，则为泄风。故风者，百病之长也。至其变化，乃为他病也。无常方，然致有风气也。"

[语译]《素问·风论》上说，风邪善于流行而多变化，伤害人体以后，毛孔开张便觉凛寒，紧闭又觉烦热昏闷，在寒的时候饮食减少，热的时候肌肉消瘦，这样就使人精神颓唐，食欲不振。如果风邪伤胃，跟着足阳明经至目内眦，胖的人不易发泄，成为内热、目黄，瘦的人易于疏散，就成为内寒、流泪。又如风邪伤在足太阳经的背部俞穴，或散在肌肉部分，阻遏阳

气的运行，便郁结为肿疡，或发生麻木不仁症状。还有一种恶风，能使气血热腐，鼻柱和面色败坏，皮肤溃疡，这种恶风久留不除，便是"疠风"症。

风邪伤在五脏六府的俞穴，影响脏腑的机能，成为心风、肝风等脏腑之风，伤在形体的某一部分，因其偏着一隅，叫做偏风，故风邪从风府穴而上，偏在脑部便为"脑风"，偏在目系便为"目风"眼寒。也有由于其他原因而招致的，如饮酒内热，因而伤风叫"漏风"，房事汗出，出而伤风叫"内风"，洗头皮肤松懈，因而伤风叫做"首风"。还有风邪伤在肠胃的，成为"肠风"下血、泄泻，风邪久留肌表的，成为"泄风"。正因为风邪的发病不止一种，故风邪在一般疾病中最为常见，往往起着带头作用。它的变化所造成的疾患，虽然难以肯定，但从风邪引起是一致的。

[**名词浅释**]《风论》:《素问》的篇名，专论风邪所引发的不同症状。

疠风：疠是恶的意思，疠风即俗称大麻风。

偏风：指风邪伤在躯体的某一组织的总称，如脑风、目风、首风一类，后来多认作偏枯是不够全面的。

肠风：便血症的一种，血清色鲜，四射如溅，多在粪前。

内风：内指因内而受风，非内外之内，但后人疑即俗称"夹阴伤寒"，似不尽然。

[**体会**]本节略举风邪发病，说明同是风邪，由于感染的部位和其他条件的不同，症候极多变化。在六淫里面，风邪流行最广，且往往和他邪结合，成为风寒、风暑、风湿、风燥、风

火和风寒湿等，病情更加错杂，所说"风为百病之长"，可能也是理由之一。

[补充]《风论》内对于各病症状，多有指出："肺风之状，多汗恶风，色㿠然（浅白貌）白，时咳短气，昼日则瘥，暮则甚；心风之状，多汗恶风，焦绝（指唇舌焦干），善怒吓（怒声），赤色（指面色），甚则言不可快（指舌本强）；肝风之状，多汗恶风，善悲，色微苍，嗌干善怒，时憎女子；脾风之状，多汗恶风，身体怠惰，四肢不欲动，色薄微黄，不嗜食；肾风之状，多汗恶风，面庞然浮肿，脊痛不能正立，其色始（烟煤，形容黑色），隐曲不利（指小便不畅）；胃风之状，颈多汗恶风，食饮不下，隔塞不通，腹善满，失衣（指受寒）则䐜胀，食寒则泄。"又指出："首风（即俗称头风）之状，头面多汗恶风，当先风一日则病甚，头痛不可以出内，至其风日则病少愈；漏风之状，或多汗，常不可单衣（穿单衣亦觉热而汗出的意思），食则汗出，甚则身汗喘息，恶风，衣常濡，口干善渴，不能（通耐）劳事；泄风之状，多汗，汗出泄衣上，口中干，上渍其风（指上半身特别多汗），不能劳事，身体尽痛则寒。"

[应用]择要熟记。

[原文]《素问·评热病论》曰："邪之所凑，其气必虚。"

[语译]《素问·评热病论》上说，病邪的所以乘袭凑合，必然由于人体精气虚弱。

[名词浅释]《评热病论》：《素问》的篇名，以讨论热病中"阴阳交"和"风厥"两证的病理为主。

　　[**体会**] 外邪是疾病成因之一，但人体抵抗力的强弱尤为重要因素。故本节包含着病邪和体力两面，与《上古天真论》所说"精神内守，病安从来"同一意义。然而不能认为疾病的发生都由虚弱引起，应该分作：①因虚弱而招致病邪；②因病邪侵入而致使虚弱。还要分析病邪的势力和正气损伤的程度。这样在治疗上更可明白扶正达邪和祛邪扶正以及轻重缓急的不同措施了。

　　[**应用**] 必须熟记，同时参考前人医案，了解其怎样来适当地处理。

　　[**原文**]《素问·厥论》曰："阳气衰于下，则为寒厥；阴气衰于下，则为热厥。前阴者，宗筋之所聚，太阴阳明之所合也。春夏则阳气多而阴气少，秋冬则阴气盛而阳气衰。此人者质壮，以秋冬夺于所用，下气上争不能复，精气溢下，邪气因从之而上也。气因于中，阳气衰，不能渗营其经络，阳气日损，阴气独在，故手足为之寒也。酒入于胃，则络脉满而经脉虚。脾主为胃行其津液者也。阴气虚，则阳气入，阳气入，则胃不和，胃不和，则精气竭，精气竭，则不营其四肢也。此人必数醉，若饱以入房，气聚于脾中不得散，酒气与谷气相搏，热盛于中，故热遍于身，内热而尿赤也。夫酒气盛而慓悍，肾气日衰，阳气独胜，故手足为之热也。"

　　[**语译**]《素问·厥论》上说，阳气虚于下的多阴气盛，即为寒厥，阴气虚于下的多阳气盛，即为热厥（下略）。

　　[**名词浅释**]《厥论》:《素问》的篇名，叙述寒厥、热厥和

十二经的厥状。

　　[**体会**]《内经》论厥证极为广泛，凡因气逆而引起的悖乱现象，都属于厥病范围。这里仅指手足的寒和热，不同于一般的四肢逆冷不省人事，身冷卧，指甲青暗，或身热面赤，唇燥口干的寒厥和热厥。又这里的"下"字是指肾经，肾为水火的窟宅，水亏即火旺，火衰即水盛，故把阴阳作主因，那么下文虽然牵及脾胃，都是诱因了。

　　[**应用**]必须熟记，为分辨寒热厥证的总纲。

　　[**原文**]《素问·刺热论》曰："肝热病者，左颊先赤。心热病者，额先赤。脾热病者，鼻先赤。肺热病者，右颊先赤。肾热病者，颐先赤。"

　　[**语译**]《素问·刺热论》（略）。

　　[**名词浅释**]《刺热论》:《素问》的篇名，叙述五脏热病的针刺治法，故名刺热。

　　[**体会**]本节是热病预见诊法之一，认为病症虽未显著，但见面部病色，即应防治。

　　[**补充**]中医以辨证为主，刺热篇中本来重视症状，兹补录如下："肝热病者，小便先黄，腹痛，多卧，身热，热争（以上言先见的症状，热争是指邪正交争，故以下为热势加剧后的症状）则狂言及惊，胁满痛，手足躁，不得安卧；心热病者，先不乐数日乃热，热争则猝心痛，烦闷善呕，头痛，面赤无汗；脾热病者，先头重，颊痛，烦心，颜青欲呕，身热，热争则腰痛不可用俯仰，腹满泄，两颌痛；肺热病者，先淅然厥起毫毛，

恶风寒，舌上黄，身热，热争则喘咳，痛走胸膺背，不得太息，头痛不堪，汗出而寒；肾热病者，先腰痛胻酸，苦渴数饮，身热，热争则项痛而强，胻寒而酸，足下热，不欲言。"

［应用］略记大意。

［原文］《素问·热论》帝曰："今夫热病者，皆伤寒之类也，或愈或死，其死皆以六七日间，其愈皆以十日以上者，何也？"岐伯对曰："巨阳者，诸阳之属也。其脉连于风府，故为诸阳主气也。人之伤于寒也，则为病热，热虽盛不死。其两感于寒而病者，必不免于死。一日巨阳受之，故头项痛，腰脊强。二日阳明受之，阳明主肉，其脉挟鼻络于目，故身热目疼而鼻干不得卧也。三日少阳受之，少阳主胆，其脉循胁络于耳，故胸胁痛而耳聋。三阳经络皆受其病，而未入于脏者，故可汗而已。四日太阴受之，太阴脉布胃中，络于嗌，故腹满而嗌干。五日少阴受之，少阴脉贯肾，络于肺，系舌本，故口燥舌干而渴。六日厥阴受之，厥阴脉循阴器而络于肝，故烦满而囊缩。三阴三阳五脏六腑皆受病，荣卫不行，五脏不通，则死矣。其未满三日者，可汗而已。其满三日，可泄而已。"

［语译］《素问·热论》中帝问："现在的热病，都是伤于寒邪的一类。有痊愈的，也有死亡的，它的死亡期多在六七天间，痊愈期在十天以上，是什么道理呢？"岐伯说："太阳是三阳经的总纲，它的经脉连及督脉风府穴，督脉主持一身的阳气，故太阳成为阳气最旺的一支经脉。人们感受寒邪后发热，由于邪伤在表，热势虽高，不会死亡，只有表里同病，那就不免危险

了。伤了寒邪的病程：第一天是太阳受病，太阳经沿头项下行挟脊抵腰，故为头项痛，腰脊牵强；第二天是阳明受病，阳明主肌肉，经脉挟鼻络目，故为壮热目痛，鼻孔干燥，不能安卧；第三天是少阳受病，少阳主胆，经脉沿胁肋至耳，故为胸胁疼痛，耳聋。凡是三阳经受病而没有传到阴脏的，都可用汗法来治愈。第四天太阴受病，太阴经散布胃中，络于食道，故为腹内胀满，咽喉干燥；第五天少阴受病，少阴经从肾上布于肺和舌根，故为口燥舌干作渴；第六天厥阴受病，厥阴经沿前阴络于肝，故为烦闷，阴囊收缩。至此三阴三阳、五脏六腑都受病邪，气血的流行障碍，内脏的机能停顿，便是死期了。所以伤寒不满三天的病在表，可用汗法治愈，已满三天的病在里，当用通泄的方法来治。"

[**名词浅释**]《热论》:《素问》的篇名，专论外因的热病，概括了病程、症状、治法和饮食禁忌等。

两感：指表里同病，如太阳与少阴同病为头痛、口干、烦满；阳明与太阴同病为腹满、身热、不欲食、谵语；少阳与厥阴同病为耳聋、囊缩、厥逆。

一日、二日、三日、四日、五日、六日：说明病邪发展的次序，含有第一期、第二期……的意思，不但不能呆板地看作一天，也不能认为热病一定要经过这六个阶段才会痊愈。

[**体会**]《生气通天论》里曾说："因于寒，体若燔炭，汗出而散"，与本节所说"热病者皆伤寒之类也""热虽甚不死"和"可汗而已"意义完全相同。本节就在这基础上把病程、症状等加入较详细的叙述，成为急性热病的专论。由于寒邪所引起的

发热，不同于温热之邪，故《内经》在本篇原文里有"凡病伤寒而成温者，先夏至日为病温，后夏至日为病暑"的指出，很显然，这里所谓伤寒是外感的通称，说明受了寒邪可以成热病，如果在夏至前后感邪而生的热病，由于气候的性质改变，便是温病和热病了。

《内经》把热病称做伤寒一类，张仲景著《伤寒论》包括一般热性病；《内经》把症状用六经来划分，《伤寒论》也用六经来区别症候群。究竟《内经》和《伤寒论》是不是一个体系？这是一个疑问。有人说，《内经》有一日、二日是循序的按日病程记录，《伤寒论》没有标明日期是一个不循序的病程分类；《内经》的症状和《伤寒论》六经提纲相比不尽符合，所以《内经》和《伤寒论》不能并为一谈。①我认为《伤寒论》的三阴三阳次序，与《内经》的六经次序基本上相同，它在太阳篇里说："伤寒一日，太阳受之，脉若静者为不传"，又说："伤寒二、三日，阳明、少阳症不见者，为不传也"，又说："伤寒三日，少阳脉小者，为欲已也。"可见《伤寒论》也注意到日期，这日期与《内经》没有异样，此其一。②在症状方面，《伤寒论》里太阳、少阳、太阴的提纲与《内经》相类，阳明、少阴和厥阴的提纲虽有出入，但在条语文里仍可寻得。如阳明篇的"脉浮发热，口干鼻燥，能食者则衄"，少阴篇的"口燥咽干者，急下之"，厥阴篇的"其人躁无暂安时者，此为脏厥"等，实际上并无距离，此其二。③其他叙述两感的症状，六经欲愈的症状，以及辨脉的方法、用药的规律和鉴别伤寒与温病等等，两两对照，都有共同之点。这些可以说明《伤寒论》为中医杰出的著作，然而不是仲景凭空创造的，他接受了前人的思想指导，在实践中积累丰富起来的。他在序文里说"勤求古训"和"撰用《素问》"，老老实实托出了他学问的渊源。少数人把《内经》和《伤寒论》分割的主要因素，在于《汉书·艺文志》将《内经》列入医经家，《伤寒论》列入经方家，于是看作《内经》仅仅是理论书不切于实用，并看到《内经》里有很多地方讲究针灸，疑心是针灸的专书，对内科没有多大用处。另一方面，受了日本研究汉医以《伤寒论》为对象的影响，更忽视了对《内经》的研究。并进一步产生了废医存药和中医只有经验没有理论等一列的错误，也陷入对祖国文化遗产的虚无主义的严重错误。通过了本节的学习，至少会明确《伤寒论》的成功并非与《内经》漠不相关，如果没有理沦指导，它的实践就是的盲目的实践，还会成为中医临床治疗的经典么？略抒我见，请读者加以批评。

[应用] 必须熟记，与《伤寒论》参看。

[原文]《素问·疟论》：帝曰："夫痎疟皆生于风，其畜作有时者，何也？"岐伯对曰："疟之始发也，先起于毫毛，伸欠乃作，寒慄鼓颔，腰脊俱痛。寒去则内外皆热，头痛如破，渴欲冷饮。阴阳上下交争，虚实更作，阴阳相移也。阳并于阴，则阴实而阳虚。阳明虚，则寒慄鼓颔也。巨阳虚，则腰背头项痛，三阳俱虚，则阴气胜，阴气胜，则骨寒而痛。寒生于内，故中外皆寒。阳盛则外热，阴虚则内热。外内皆热，则喘而渴，故欲冷饮也。此皆得之夏伤于暑。热气盛，藏于皮肤之内，肠

胃之外，此营气之所舍也。此令人汗空疏，腠理开。因得秋气，汗出遇风，及得之以浴，水气舍于皮肤之内，与卫气并居。卫气者，昼日行于阳，夜行于阴。此气得阳而外出，得阴而内薄，内外相薄是以日作。其气之舍深，内薄于阴，阳气独发，阴邪内著，阴与阳争不得出，是以间日而作也。邪气客于风府，循膂而下。卫气一日一夜，大会于风府，其明日下一节，故其作也晏。其出于风府，日下一节，二十五日下至骶骨，二十六日入于脊内，注于伏膂之内。其气上行，九日出于缺盆之中，其气日高，故作日益蚤也。夫寒者，阴气也。风者，阳气也。先伤于寒，而后伤于风，故先寒而后热也，病以时作，名曰寒疟。先伤于风，而后伤于寒，故先热而后寒也，亦以时作，名曰温疟。其但热而不寒者，阴气先绝，阳气独发，则少气烦冤，乎足热而欲呕，名曰瘅疟。邪气与卫气，客于六府，有时相失，不能相得，故休数日乃作也。温疟者，得之冬中于风，寒气藏于骨髓之中，至春则阳气大发，邪气不能自出，因遇大暑，脑髓烁，肌肉消，腠理发泄。或有所用力，邪气与汗皆出。此病藏于肾，其气先从内出之于外也。如是者阴虚而阳盛，阳盛则热矣。衰则气复反入，入则阳虚，阳虚则寒矣。故先热而后寒，名曰温疟。瘅疟者，肺素有热，气盛于身，厥逆上冲，中气买而不外泄，固有所用力，腠理开，风寒舍于皮肤之内、分肉之间而发。发则阳气盛，阳气盛而不衰，则病矣。其气不及于阴，故但热而不寒。气内藏于心，而外舍于分肉之间，令人消烁脱肉，故命曰瘅疟。"

[**语译**]《素问·疟论》中帝问："疟疾都由风邪引起，为什

么发作和休止有一定的时间呢？"岐伯说："疟疾的发作，先从毫毛感觉凛寒，接着伸腰呵欠，又接着冷抖口齿作战，腰脊异常酸疼，经过了寒冷时期，再接着里外壮热，头痛如破，口渴欲饮冷水。这些都是阴阳二气上下交争造成的此虚彼实现象。（中略）一般知道寒是阴气，风是阳气，故先伤于寒，后伤于风，就先冷后热，在一定时间发作，叫做"寒疟"；先伤于风，后伤于寒，就先热后冷，也是按时发作，叫做"温疟"；也有只热不冷的，为了阴气先虚，阳气独旺，发作的时候，气短，烦闷难受，手足灼热，呕恶，叫做"瘅疟"（下略）。

[名词浅释]《疟论》:《素问》的篇名，专论各种疟疾的成因、症状和病理。

[体会] 本节描写疟疾症状，异常细腻，但在分类方面，可能包括假性疟疾在内，应予分辨。关于病理，在古代没有发现疟原虫以前，认为外邪引起、阴阳交争是不足奇怪的。问题在于发现疟原虫后的今天，依据前人理论使用药物或针灸疗法，仍能收到相当效果，或许还有值得研究的地方。

[补充]《内经》本篇的治法以针刺为主，曾说："无刺熇熇（热甚貌）之热，无刺浑浑（盛而且乱的意思）之脉，无刺漉漉（形容汗多）之汗。"又说："病之发也，如火之热，如风雨不可当也，故经言曰，方其盛时必毁，因其衰也事必大昌。"可见前人对于治疟经验相当丰富，用针如此，用药也不例外。

[应用] 择要熟记。

[原文]《素问·咳论》曰："皮毛者，肺之合也。皮毛先受

邪气，邪气以从其合也。其寒饮食入胃，从胃脉上至于肺，则肺寒。肺寒则外内合邪，因而客之，则为肺咳。五脏各以其时受病，非其时各传以与之。人与天地相参，故五脏各以时治，时感于寒则受病，微则为咳，甚则为泄为痛。乘秋则肺先受邪，乘春则肝先受之，乘夏则心先受之，乘至阴则脾先受之，乘冬则肾先受之。肺咳之状，咳而喘息有音，甚则唾血。心咳之状，咳则心痛，喉中介介如梗状，甚则咽肿喉痹。肝咳之状，咳则两胁下痛，甚则不可以转，转则两胠下满。脾咳之状，咳则右胠下痛，阴阴引肩背，甚则不可以动，动则咳剧。肾咳之状，咳则腰背相引而痛，甚则咳涎。五脏之久咳，乃移于六腑。脾咳不已，则胃受之。胃咳之状，咳而呕，呕甚则长虫出。肝咳不已，则胆受之，胆咳之状，咳呕胆汁。肺咳不已，则大肠受之，大肠咳状，咳而遗失。心咳不已，则小肠受之，小肠咳状，咳而失气，气与咳俱失。肾咳不已，则膀胱受之，膀胱咳状，咳而遗尿。久咳不已，则三焦受之，三焦咳状，咳而腹满，不欲食饮。此皆聚于胃，关于肺，使人多涕唾，而面浮肿气逆也。”

[语译]《素问·咳论》上说，皮毛和肺关联，皮毛受了寒邪，可以影响到肺；吃了寒凉的东西，胃里受到冷的刺激，也能从胃脉影响到肺。肺受内外寒气的袭击，便成咳嗽。（中略）肺咳的症状，咳嗽气喘有声，剧烈的可以吐血；心咳的症状，咳嗽胸痛，喉中妨碍如梗，剧烈的咽肿喉痹作痛；肝咳的症状，咳嗽两胁疼痛，剧烈的不能转侧，转侧时两胁胀满；脾咳的症状，咳嗽右胁下痛，隐隐牵及肩背，剧烈的不能动，动了咳嗽

更紧；肾咳的症状，咳嗽腰背牵痛，剧烈的咯吐黏涎。五脏咳嗽不愈，还能连及六腑，如：脾咳不愈连及胃，胃咳的症状，咳嗽呕吐，剧烈的呕出蛔虫；肝咳不愈连及胆，胆咳的症状，咳嗽呕吐苦汁；肺咳不愈连及大肠，大肠咳的症状，咳嗽大便不禁；心咳不愈连及小肠，小肠咳的症状，咳嗽放矢气；肾咳不愈连及膀胱，膀胱咳的症状，咳嗽遗尿；一般咳嗽经久，都能连及三焦，三焦咳的症状，咳嗽腹胀，不能饮食。这些脏腑之咳，没有不与肺胃有关，故多喘息涕唾，面部浮肿。

[名词浅释]《咳论》:《素问》的篇名，专论各种咳嗽的成因和症状。

[体会]咳嗽以肺为主要受病器官，《内经》已有指出，所说五脏六腑之咳，乃因咳嗽而引起的并发症，即把经脏的部分和作用定名，绝对不是五脏六腑病变能直接产生咳嗽。从现代医学来说，很可能包括了肺结核、胸膜炎、肋间神经痛、支气管喘息和急慢性支气管炎等症在内，因此中医治咳，极其重视兼症。一般分为外感和内伤，即"皮毛先受邪气"和"寒饮食入胃"的内、外二因，又注意在痰和气的辨别，即"聚于胃，关于肺"的二个病所。从而观察痰多痰少，干咳无痰，痰黏不爽，痰薄滑利，以及因咳而气逆，因气逆而作咳，因咳而痰升，因痰升而作咳等等，用来分别其寒、热、虚、实，作为止咳化痰的目标。

[应用]必须熟记，概括了咳嗽的一般证治。

[原文]《素问·经脉别论》曰:"夜行则喘出于肾，淫气病

肺。有所坠恐，喘出于肝，淫气害脾。有所惊恐，喘出于肺，淫气伤心。渡水跌仆，喘出于肾与骨，当是之时，勇者气行则已，怯者著而为病也。"

[语译]《素问·经脉别论》上说，夜间行走过劳而喘息，是肾伤影响于肺；跌仆恐惧而喘息，是肝伤影响于脾；受惊受恐而喘息，是肺伤影响于心；也有度水或跌仆而喘息，则由伤肾与骨，体力强的可以自愈，衰弱的就留着成病了。

[名词浅释]淫气：指病变产生的不平之气，亦即病邪，能由本脏损及他脏。

[体会]本节指出喘息也是肺脏疾患之一，但其标在肺，其本在肾，并与心神、脾脏中气有关，后来因有肃肺、纳肾、安神、补气等不同治法。

[应用]必须熟记。

[原文]《素问·腹中论》曰："心腹满，旦食则不能暮食，名为臌胀。治之以鸡矢醴。一剂知，二剂已。"

[语译]《素问·腹中论》上说，心腹胀满，早上吃了东西到晚上不想再吃的，这种病叫做鼓胀，可用"鸡矢醴"方，服一剂能知药效，二剂即可痊愈。

[名词浅释]《腹中论》:《素问》的篇名，论鼓胀、血枯、伏梁、热中和消中等病并出治法，因这些病都在腹内，故名腹中。

鸡矢醴：方名，古代的酒剂。按马玄台注："鸡矢醴方见《医学正传》《古今医鉴》、袖珍等书。用鸡屎白干者八合炒香，以无灰好酒三碗入之，共煎至一半许，用布滤出其汁，五更热饮则腹鸣，至辰已时大便行二三闪，皆黑水也，次日觉足面渐有皱纹，又饮一次，则渐皱至膝上而病愈矣。"此方取其通利二便，但近时已少用。

[体会] 鼓胀的原因不一，本节所指者似为湿滞中阻，脾不运化，即病机所说"诸湿肿满，皆属于脾"的一种。鸡矢醴方的作用，亦与后来用鸡金散（鸡内金、沉香、砂仁、香橼为末，人参汤下）及和中汤（五谷虫、枳实、陈皮、茯苓、半夏、山楂、神曲、麦芽、砂仁、香附）一类方剂意义相近。

[应用] 略记大意。

[原文]《灵枢·胀论》曰："夫心胀者，烦心短气，卧不安。肺胀者，虚满而喘咳。肝胀者，胁下满而痛引小腹。脾胀者，善哕，四肢烦悗，体重不能胜衣，卧不安。肾胀，腹满，引背央央然，腰髀痛。胃胀者，腹满，胃脘痛，鼻闻焦臭，妨于食，大便难。大肠胀者，肠鸣而痛濯濯，冬日重感于寒，则飧泄不化。小肠胀者，小腹䐜胀，引腰而痛。膀胱胀者，少腹满而气癃。三焦胀者，气满于皮肤中，轻轻然而不坚。胆胀者，胁下痛胀，口中苦，善太息，厥气在下，营卫留止，寒气逆上，真邪相攻，两气相搏，乃合为胀也。"

[语译]《灵枢·胀论》上说，心胀的症状，心烦气短，睡眠不安；肺胀的症状，胸中虚闷，气喘咳嗽；肝胀的症状，胁下胀满，痛连小腹；脾胀的症状，干呕，四肢烦闷，体重无力，睡眠不安；肾胀的症状，腹内胀满，背部不舒，腰髀疼痛；胃

胀的症状，腹内胀满，胃脘疼痛，鼻孔感觉焦气，饮食减少，大便困难；大肠胀的症状，肠鸣辘辘作痛，冬季再受寒邪，便加水泻；小肠胀的症状，小腹胀满，牵及腰痛；膀胱胀的症状，少腹胀满，小便不利；三焦胀的症状，皮肤肿，按上去中空不坚；胆胀的症状，胁下胀痛，口内苦，多叹息。一般由气逆于下，营卫不畅，寒邪和正气阻滞，遂成胀病了。

[名词浅释]《胀论》:《灵枢》的篇名，专论五脏六腑胀病的症状。

气癃：指膀胱气闭，小便不利。

[体会] 本节所论胀病，是气血不利所引起的一般胸腹胀满症，在《内经》原文里说得很明白："黄帝曰：何以知脏腑之胀也？岐伯曰：阴为脏，阳为腑。黄帝曰：夫气之令人胀也，在血脉之中耶？脏腑之内乎？岐伯曰：三者皆存焉，然非胀之舍（指病所）也。黄帝曰：愿闻胀之舍。岐伯曰：夫胀者皆在于脏腑之外，排脏腑而郭（通"廓"）胸胁，胀皮肤，故命曰胀。"据此，这里的胀并不指定一脏一腑，看到某一部分的症状，就认作某一脏腑的胀病而已。

[应用] 必须熟记。

[原文]《灵枢·水胀》篇曰："目窠上微肿，如新卧起之状，其颈脉动，时咳，阴股间寒，足胫肿，腹乃大，其水已成矣。以手按其腹，随手而起，如裹水之状，此其候也。肤胀者，寒气客于皮肤之间，空空然不坚，腹大，身尽肿，皮厚。按其腹，窅而不起，腹色不变，此其候也。鼓胀者，腹胀，身皆大，

大与肤胀等也。色苍黄，腹筋起，此其候也，夫肠覃者，寒气客于肠外，与卫气相搏，气不得荣，因有所系，癖而内著，恶气乃起，瘜肉乃生。此始生也，大如鸡卵，稍以益大，至其成，如怀子之状，久者离岁，按之则坚，推之则移，月事以时下，此其候也。石瘕生于胞中。寒气客于子门。子门闭塞，所不得通，恶血当泻不泻，衃以留止，日以益大，状如怀子，月事不以时下。皆生于女子，可导而下。"

[语译]《灵枢·水胀论》上说，目下微肿，像刚睡起的样子，颈部人迎脉搏动有力，时作咳嗽，阴股不暖，足胫浮肿，腹部逐渐胀大，这时水证已经形成了。用手按在腹上，放手后腹肌随即平复，好比中间包着水液形状，便是水胀的特征。肤胀是寒气在于皮肤之内，叩诊时然如鼓不实，腹大身肿，皮肤不像水肿的薄亮，按在腹上，凹陷处也不随手平腹，皮色并无异样，这是肤胀的特征。鼓胀呢? 腹胀周身都肿，和肤胀相似，但面色苍黄，腹筋突起，这是它的特征了。此外有肠覃症，寒气聚在肠外，阳气阻滞不通，因而在隐癖地方瘀血逐渐积聚，形成瘜肉，初起仅如鸡卵大，慢慢增长到成病时候，好像怀孕一样，长远的可以经过好几年，按上去异常坚硬，但推它又会移动，月经照常来潮，这是肠覃的症候。石瘕生在子宫，由于寒气侵入子宫口，子宫受到寒冷的刺激，瘀血停留，逐日加大，也好像怀孕现象，月经并且停止。这两种都是妇科病，可用逐瘀通利方法来排除。

[名词浅释]《水胀》篇:《灵枢》的篇名，以水胀为主，列举肤胀、鼓胀、肠覃、石瘕等作为鉴别。

肠覃：覃音"尽"，指肠外生恶肉如菌状，故名。

瘜肉：瘜音"息"，瘜肉即恶肉。

衃：音"丕"，即瘀血。

胞中：胞指子宫，亦称女子胞。

[**体会**]此因水胀而举出其他类似症以资辨别，在古代称作"比类"法，即现在所说的鉴别诊断。然而我们不必勉强以现代病理分别解释，哪一种是心脏性水肿，哪一种是普通的皮肤浮肿，哪一种是肝硬化的腹水，以及妇科方面的卵巢囊肿和子宫肌瘤等。因为前人是绝对不会有这种知识的，他擅长的就是辨证施治。同样腹部胀大，能够指出其不同的原因和部位，还指出其症状中的特征，更指示了腹诊的重要，这些方面已经值得重视了。

[**应用**]必须熟记。

[**原文**]《素问·平人气象论》曰："颈脉动，喘疾咳，曰水。目裹微肿，如卧蚕起之状，曰水。目黄者，曰黄疸。尿黄赤，安卧者，黄疸。已食如饥者，胃疸。面肿曰风。足胫肿曰水。"

[**语译**]《素问·平人气象论》上说，颈脉搏动，气喘作咳是水证；目胞微肿，薄亮如蚕眠状的也是水肿。目黄的是黄疸；小便黄赤，能静卧的也是黄疸；如果食后常觉饥饿的便是胃疸。面部浮肿的叫风，足胫浮肿的叫水。

[**体会**]本节是水和黄疸的辨证法，虽然简略，也包括了不同的因素在内。

［应用］必须熟记。

［原文］《素问·举痛论》曰："经脉流行不止，环周不休，寒气入经而稽迟，泣而不行，客于脉外则血少，客于脉中则气不通，故卒然而痛。寒气客于脉外，则脉寒，脉寒则缩绻，缩绻则脉绌急，绌急则外引小络，故卒然而痛，得炅则痛立止；因重中于寒，则痛久矣。寒气客于经脉之中，与炅气相薄则脉满，满则痛而不可按也。寒气客于肠胃之间，膜原之下，血不得散，小络急引故痛，按之则血气散，故按之痛止。寒气客于挟脊之脉，则深按之不能及，故按之无益也。寒气客于冲脉，冲脉起于关元，随腹直上，寒气客则脉不通，脉不通则气因之，故喘动应手矣。寒气客于背俞之脉，则脉泣，脉泣则血虚，血虚则痛，其俞注于心，故相引而痛，按之则热气至，热气至则痛止矣。寒气客于厥阴之脉，厥阴之脉者，络阴器，系于肝。寒气客于脉中，则血泣脉急，故胁肋与少腹相引痛矣。厥气客于阴股，寒气上及少腹，血泣，在下相引，故腹痛引阴股，寒气客于小肠膜原之间，络血之中，血泣不得注于大经，血气稽留不得行，故宿昔而成积矣。寒气客于五脏，厥逆上泄。阴气竭，阳气未入，故卒然痛，死不知人，气复反则生矣。寒气客于肠胃，厥逆上出，故痛而呕也。寒气客于小肠，小肠不得成聚，故后泄腹痛矣。热气留于小肠，肠中痛，瘅热焦渴，则坚干而不得出，故痛而闭不通矣。"

［语译］《素问·举痛论》上说，经脉里的气血不停地循环流行，受了寒气以后，便会迟缓，甚至一部分留滞起来，伤在

脉外的能使血少，伤在脉内的能使气不通，故骤然作痛了。原因是寒气伤在脉外，经脉便呈紧缩现象，紧缩后屈结拘急牵引小络，故骤然痛作，得到热气就会舒缓轻减，如果再受寒邪，那就不易即愈了。

痛的情况有多种：寒气伤在经脉里的，与阳气相争，便脉满而痛不可按；寒气伤在肠胃和膜原之间的，血不得行，小络拘急引痛，按后血气疏通，痛可立止；寒气伤在挟脊伏冲脉的，因为经脉深藏在内，按不到它，故按后不能止痛；寒气伤在冲脉的，因冲脉起于关元穴，挟脐上行胸中，故受寒后脉不通，气分上逆作喘，其脉按之搏动应手；寒气伤在背部足太阳经的，经脉凝涩，便为血虚作痛，背部的足太阳经都是脏腑俞穴，因而影响于心，便背和心相引作痛，按后热至寒散，痛即休止；寒气伤在足厥阴经的，因其脉连阴器通于肝脏，故受寒后血涩脉急，胁肋和少腹牵引作痛，如果阴股本有逆气的，那么寒气伤到少腹，便与下相引，腹痛牵及阴股；寒气伤在小肠膜原里小络的，血涩不能注入大经，血气阻滞，日久可以郁结成为积聚；寒气伤在五脏的，能使厥逆耗散，阴气衰竭，阳气不通，故骤然痛死不省人事，必待阳气渐通才甦醒；寒气伤在肠胃的，厥逆上冲，故痛时呕吐；寒气伤在小肠的，小肠不能结聚，故腹痛泄泻，如果热气伤在小肠，肠内作痛，内热口渴，大便干硬，便为腹痛便闭了。

[**名词浅解**]膜原：马玄台认为"鬲间之膜，鬲肓之原"，也有写作"募原"。

[**体会**]本节是寒痛的辨证法，大致分为按后痛止、按后痛

不止、按后更痛和痛时呈现的不同症状。主要认为痛证多由寒邪引起，虽然最后也提及热气，但并非主文，引来与寒证对比的，当辨。

[应用] 能熟记最好。

[原文]《素问·痹论》曰："风寒湿三气杂至，合而为痹也。其风气胜者为行痹，寒气胜者为痛痹，湿气胜者为着痹也。肺痹者，烦满，喘而呕。心痹者，脉不通，烦则心下鼓，暴上气而喘，嗌干善噫，厥气上则恐。肝痹者，夜卧则惊，多饮数小便，上为引如怀。肾痹者，善胀，尻以代踵，脊以代头。脾痹者，四肢解堕，发咳呕汁，上为大塞。肠痹者，数饮而出不得，中气喘争，时发飧泄。胞痹者，少腹膀胱按之内痛，若沃以汤，涩于小便，上为清涕。痛者，寒气多也，有寒故痛也。病久入深，营卫之行涩，经络时疏，故不痛。皮肤不营，故为不仁。阳气少，阴气多，与病相益，故寒也。阳气多，阴气少，病气胜，阳遭阴，故为痹热。其多汗而濡者，此其逢湿甚也。阳气少，阴气盛，两气相感，故汗出而濡也。凡痹之类，逢寒则急，逢热则纵。"

[语译]《素问·痹论》上说，风、寒、湿三气同时侵袭，混合在一起就成痹病。其中风气多于寒湿，游走无定的叫做行痹；寒气多于风湿，痛得厉害的叫做痛痹；湿气多于风寒，重着不移的叫做着痹。

痹在脏腑方面：肺痹的症状，胸中烦满，气喘呕吐；心痹的症状，脉涩不利，烦躁，心下鼓动，气逆喘息，咽干噫气，肾气上犯更加恐惧；肝痹的症状，夜卧惊惕，多饮水，小便频数，胃气上逆更使中满像怀藏东西一样；肾痹的症状，善于作胀，足不能行走，利用尻骨替代，头不能举，反映脊柱高耸；脾痹的症状，四肢软懒无力，咳嗽，呕吐清汁，胸喉气窒；肠痹的症状，多饮水而小便不利，中气上逆，大便时泻；胞痹的症状，当少腹膀胱部位按之作痛，好像热水灌注，小便不利，上流清涕。

痹的症状：有痛的，由于寒气多，寒使气血凝滞故痛；有不痛麻木的，由于病久邪深，经络有时疏通故不痛，但皮肤不得营养，故麻木不仁；有冷的，由于本身阳气少，阴分多，和病邪相合故冷；有热的，由于本身阳气多，阴气少，病邪反为阳气所胜故热；有潮润的，由于逢湿所致，阳气少，阴气多，阴和湿相合，故汗出潮润。

一般的痹证，都是逢到寒冷则拘急，逢到温暖则舒缓。

[**名词浅释**]《痹论》:《素问》的篇名，为痹病的专题讨论，痹的意义是闭，故不限于肌肉疼痛重着，凡脏腑闭塞，一并论及。

胞痹：这里的胞，是指膀胱。

[**体会**]后世论痹证，都把"风寒湿三气杂至"为主因，几乎成为教条，对于脏腑痹证却多忽略，故就现在所说的痹证，不外肌肉风湿痛一类。但三气杂至，究竟如何分辨其症状，《内经》不够详细。李梴曾说："风痹多侵乎上，肩背麻木，手腕硬痛；寒湿多侵乎下，脚腿木重。"秦景明也说过："风痹之症，走注疼痛，上下左右行而不定；寒痹之症，疼痛苦楚，手足拘

挛，得热稍减，得寒愈甚；湿痹之症，或一处麻痹不仁，或四肢手足不举，或半身不能转侧，或湿变为热，热变为燥，收引拘挛作痛，缩难伸。"可作参考。

［应用］择要熟记。

［原文］《素问·痿论》曰："肺热叶焦，则皮毛虚弱急薄，著则生痿躄也。心气热，则下脉厥而上，上则下脉虚，虚则生脉痿，枢折挈，胫纵而不任地也。肝气热，则胆泄口苦，筋膜干。筋膜干则筋急而挛，发为筋痿。脾气热，则胃干而渴，肌肉不仁，发为肉痿。肾气热，则腰脊不举，骨枯而髓减，发为骨痿。肺者，脏之长也，为心之盖也，有所失亡，所求不得，则发肺鸣，鸣则肺热叶焦。大经空虚，发为肌痹，传为脉痿。思想无穷，所愿不得，意淫于外，入房太甚，宗筋弛纵，发为筋痿，及为白淫。有渐于湿，以水为事，若有所留，居处相湿，肌肉濡渍，痹而不仁，发为肉痿。有所远行劳倦，逢大热而渴，渴则阳气内伐，内伐则热舍于肾。肾者，水脏也。今水不胜火，则骨枯而髓虚，故足不任身，发为骨痿。治痿者，独取阳明，何也？阳明者，五脏六腑之海，主润宗筋，宗筋主束骨而利机关也。冲脉者，经脉之海也，主渗灌溪谷，与阳明合于宗筋。阴阳总宗筋之会，会于气街，而阳明为之长，皆属于带脉，而络于督脉。故阳明虚，则宗筋纵，带脉不引，故足痿不用也。"

［语译］《素问·痿论》上说，肺经积热，因津液少而肺叶干枯，影响皮毛虚损薄弱，经过相当时期便成足软不能行立。心经热的，阴气上升，上升便下脉不足，成为脉痿，四肢关节

好像枢纽断折失掉联系，脚软不能着地。肝经热的，胆汁上溢，口内干苦，筋枯拘挛，成为筋痿。脾经热的，胃液缺少，口干作渴，肌肉麻木，成为肉痿。肾经热的，腰脊不能直，骨髓枯涸，成为骨痿。它的病理是：肺在内脏中位置最高，掩在心的上面好比一座宝盖，假如有所遗失，所求不得，便会气郁火升，引发咳嗽，咳久便肺叶干枯了。血少的动脉空虚，不能营养肌肉，由肌痹逐渐成为脉痿了。思虑过度，不能达到目的，或者意淫、房事过度，引起阳痿，便成筋痿和白淫了。平常多受湿气，像水上工作，住近水滨，肌肉受到湿气的侵润，形成麻痹不仁，便为肉痿了。也有远行劳倦困顿，内热口渴，热气伤阴，阴伤不能胜热，逐渐骨髓枯涸，骨弱不能支持，便是骨痿了。

　　为什么治痿多取阳明呢？因为阳明是胃，像五脏六腑的大海，它所输布的营养能够润养宗筋，从而其他筋脉也得到充盛，自然能约束骨骼而使活动滑利哩（下略）。

　　[**名词浅释**]《痿论》:《素问》的篇名，为痿病的专题讨论，痿是枯萎的意思，在内脏为干燥，在形体便为软弱萎缩现象。

　　[**体会**]揣摩《内经》用意，痿和痹是两个相对的病症，多发于肢体。痿属于热，痹属于寒；痿属于虚，痹属于实；痿多软弱萎缩，痹多疼痛麻木。故《内经》指出"治痿独取阳明"，《金匮》上也指出"治宜针引阳气"，说明痿宜清养，痹宜温通，这是分辨的概要。

　　综合以上咳嗽、胀病和痿、痹等，《内经》都列举脏腑症状，在有些疾病还列举了十二经络症状，有人怀疑它机械式地铺叙，不切实际。我个人的初步意见是，我们在《内经》里可以看到古人对于疾病的认识是非常丰富的。五脏、六腑、十二经在当时便是一种提纲挈领的分类法，所以，可以看作为人体的纲领，也可当它是生理的系统。故在每一种病，根据内脏性质、经络部位等，靠直觉的症状观察来作分类的标准。例如看到口苦、筋挛、胁痛、胠满等就认作是肝，看到烦心、心痛、短气、卧不安等就认作是心，主要是在治疗上抓住主症，以便于全面照顾。所以浅近地说，前人按脏腑十二经来分类，和现代医学把消化、循环系统等分类同一意义；深一层说，分类是科学的第一步基础工作，我们不可否认《内经》在很早以前已有卓越的思想，我们正应该在临床上善于运用这些方法来加强整体观点。

[**应用**] 必须熟记。

[**原文**]《灵枢·逆调论》曰："不得卧而息有音者，是阳明之逆也。足三阳者下行，今逆而上行，故息有音也。阳明者，胃脉也。胃者，六腑之海，其气亦下行。阳明逆，不得从其道，故不得卧也。《下经》曰胃不和，则卧不安，此之谓也。"

[**语译**]《素问·逆调论》（误作《大惑论》）上说，失眠，卧后呼吸气粗是胃气上逆，足三阳经的气都以下行为顺，逆上便冲肺而呼吸气粗了。阳明是胃的经脉，胃像六腑的海，也应下行为顺，故阳明不从下行而上逆，使人不能安卧，所谓"胃不和则卧不安"，便是这个道理。

[**名词浅释**]《逆调论》:《素问》的篇名，调是调和、和顺的意思，认为人身的阴阳、水火、营卫、气血、表里、上下都

当调和、和顺，逆则成病。

《下经》：当是古代书名，今已失传。

[原文]《灵枢·邪客》篇曰："厥气客于五脏六腑，则卫气独卫其外，行于阳不得入于阴，行于阳则阳气盛，阳气盛则阳跷陷，不得入于阴，阴虚故目不瞑。调其虚实，以通其道，而去其邪，饮以半夏汤一剂。阴阳已通，其卧立至。以流水千里以外者八升，扬之万遍，取其清五升煮之，炊以苇薪。火沸，置秫米一升，治半夏五合，徐炊令竭，为一升半。去其滓，饮汁一小杯，日三，稍益，以知为度。故其病新发者，覆杯则卧，汗出则已矣，久者，三饮而已也。"

[语译]《灵枢·邪客》篇（误作《大惑论》）上说，给予半夏汤一剂，阴阳交通，可以安睡。方用源流在千里外的活水八升，扬过万遍，取其清者五升，芦苇火煮沸，放入秫米一升，制半夏五合，慢慢熬到一升半的时候，去渣滓，饮汁一小杯，一天三次，每次由少渐增，等到能睡为止。大约新发病的服第一次后即静卧取汗，汗出便可入睡，病久的饮了三次也能见效。

[名词浅释]《邪客》篇:《灵枢》的篇名，客是感受的意思，因叙述感受邪气而引起的失眠症等，并及针、药疗法，故名。

半夏汤：后人亦称半夏秫米汤，方内治半夏即制过的半夏，性味辛平微温，秫米即北方的小黄米，性味甘微寒，二物同用的目的，在于化浊散邪，和胃养阴。

苇薪：取芦苇作燃料，俗称芦柴，利用其火力强烈。

［体会］此处所说的胃不和，当是气郁痰阻和思虑劳神一类为其主因，故用半夏除痰，秫米益阴。后人将温胆汤（半夏、陈皮、茯苓、甘草、枳实、竹茹）治痰热郁结的不寐证，用意似乎相近。张石顽也说："凡怔忡、惊恐、健忘、癫狂、失志、不寐，皆由痰涎沃心，以致心气不足，惟以理痰顺气、养心安神为第一义，导痰汤（半夏、陈皮、茯苓、甘草、胆星、枳实）加人参、菖蒲。"很可能都受《内经》的启发。

［备注］"不是卧而息有音者"以下一段载《素问·逆调论》，"厥气客于五脏六腑"以下一段载在《灵枢·邪客》篇，《内经知要》都作《大惑论》是错的。"胃不和则卧不安"句上有"下经曰"三字，兹亦补入，以见《内经》以前已有医学记录。

［应用］择要熟记。

［原文］《素问·方盛衰论》曰："肺气虚，则使人梦见白物，见人斩血籍籍，得其时，则梦见兵战。肾气虚，则使人梦见舟船溺人，得其时，则梦伏水中，若有畏恐。肝气虚，则梦见菌香生草，得其时，则梦伏树下不敢起。心气虚，则梦救火阳物，得其时，则梦燔灼。脾气虚，则梦饮食不足，得其时，则梦筑垣盖屋。"

［语译］《素问·方盛衰论》（略）。

［名词浅释］《方盛衰论》:《素问》的篇名，病有不足、有余等别，皆属盛衰的现象，因借幻梦和足冷、头痛等作为例子。

[原文]《灵枢·淫邪发梦》篇曰："阳气盛，则梦大火而燔灼。阴阳俱盛，则梦相杀。上盛则梦飞，下虚则梦堕。甚饥则梦取，甚饱则梦予。肝气盛，则梦怒。肺气盛，则梦恐惧，哭泣飞扬。心气盛，则梦喜笑，恐畏。脾气盛，则梦歌乐，身体重不举。肾气盛，则梦腰脊两解不属。厥气客于心，则梦见丘山烟火。客于肺，则梦飞扬，见金铁之奇物。客于肝，则梦山林树木。客于脾，则梦见丘陵大泽，坏屋风雨。客于肾，则梦临渊，没居水中。客于膀胱，则梦游行。客于胃，则梦饮食。客于大肠，则梦田野。客于小肠，则梦聚邑冲衢。客于胆，则梦斗讼自刳。客于阴器，则梦接内。客于项，则梦斩首。客于胫，则梦行走而不能前，及居深地窌苑中。客于股肱，则梦礼节拜起。客于胞膒，则梦溲便。短虫多，则梦聚众。长虫多，则梦相击毁伤。"

[语译]《灵枢·淫邪发梦》篇（略）。

[名词浅释]《淫邪发梦》篇：《灵枢》的篇名，叙述邪气淫泆，影响脏腑，使人卧不安而发生梦境。

胞膒：指膀胱和大肠。

[体会]梦是由于各种刺激和各种意识的联合反映。过去归于心神不安，《金匮要略》所谓"心气虚者其人则畏，合目欲眠，梦远行而精神离散、魂魄不安。"以上两节都是就脏腑的性质和虚实立论的。

[应用]略记大意，在神经衰弱症状上，有时也可作为参考。

[**原文**]《灵枢·痈疽》篇曰："血脉营卫，周流不休，上应星宿，下应经数。寒邪客于经络之中，则血泣，血泣则不通，不通则卫气归之，不得复反，故痈肿。寒气化为热，热胜则腐肉，肉腐则为脓，脓不泻则烂筋，烂筋则伤骨，骨伤则髓消。不当骨空，不得泄泻。血枯空虚，则筋骨肌肉不相荣，经脉败漏，熏于五脏，脏伤故死矣。痈发于嗌中，名曰猛疽，猛疽不治，化为脓。脓不泻，塞咽，半日死。其化为脓者，泻则合豕膏冷食，三日已。发于颈，名曰天疽，其痈大以赤黑，不急治，则热气下入渊腋，前伤任脉，内熏肝肺，十余日而死矣。阳气大发，消脑留项，名曰脑烁，其色不乐，项痛而如刺以针，烦心者，死不可治。发于肩及臑，名曰疵痈，其状赤黑，急治之，此令人汗出至足，不害五脏，痈发四五日，逞焫之。发于腋下，赤坚者，名曰米疽，治之以砭石，欲细而长，疏砭之，涂以豕膏，六日已，勿裹之。其痈坚而不溃者，为马刀挟缨，急治之。发于胸，名曰井疽，其状如大豆，三四日起，不早治，下入腹，不治，七日死矣。发于膺，名曰甘疽，色青，其状如谷实，瓜蒌，常苦寒热，急治之，去其寒热，十岁死，死后出脓。发于胁，名曰败疵，败疵者，女子之病也，灸之。其病大痈脓，治之。其中乃有生肉，大如赤小豆，剉蔆翘草根各一升，以水一斗六升，煮之竭，为取三升，则强饮。厚衣坐于釜上，令汗至足已。发于股胫，名曰股胫疽，其状不甚变，而痈脓搏骨，不急治，三十日死矣。发于尻，名曰锐疽，其状赤坚大，急治之，不治，三十日死矣。发于股阴，名曰赤施，不急治，六十日死，在两股之内，不治，十日而当死。发于膝，名曰疵痈，其状大

痛，色不变，寒热如坚石，勿石，石之者死，须其柔，乃石之者生。诸痈之发于节而相应者，不可治也。发于阳者，百日死，发于阴者，三十日死。发于胫，名曰兔啮，其状赤至骨，急治之，不治，害人也。发于内踝，名曰走缓，其状痈也，色不变，数石其输而止，其寒热不死。发于足上下，名曰四淫，其状大痈；急治之，百日死。发于足傍，名曰厉痈，其状不大，初如小指，发急治之，去其黑者，不消辄益，不治，百日死。发于足指（趾），名曰脱痈，其状赤黑，死不治。不赤黑，不死。不衰，急斩之，不则死矣。荣卫稽留于经脉之中，则血泣而不行，不行则卫气从之而不通，壅遏而不得行，故热，大热不止，热胜则肉腐，腐则为脓，然不能陷，骨髓不为焦枯，五脏不为伤，故命曰痈。热气淳盛，下陷肌肤，筋髓枯，内连五脏，血气竭，当其痈下，筋骨良肉皆无余，故命曰疽。疽者，上之皮夭以坚，上如牛领皮。痈者，其皮上薄以泽。"

[**语译**]《灵枢·痈疽》篇上说，人身气血，循环不息，象征着天上的星宿，地上的河流。寒邪伤在经络，血行就会凝涩不通，从而阳气结聚不能回返，成为肿疡。于是寒化为热，肉腐成脓，不予排出，可以侵蚀筋膜，深入骨髓，如其不在骨空地方，脓毒根本无从排泄，因而血液亏损，筋骨肌肉都得不到营养，经脉腐化，病毒侵入五脏而死。

痈疡生在结喉的叫做猛疽，不及时医治，易化为脓，脓液不排出，往往闭塞气管，半天即死，已化脓的可用豕膏冷食，三天能愈。生在颈部的叫做夭疽，肿大赤黑，不予急治，热毒转移至腋部，前伤任脉，内伤肝肺，十几天内可以致死。生在项部的叫做脑烁，热毒更重，神惨色变，痛如针刺，如果烦躁的必死。生在肩、臂的叫做疵痈，疮色赤黑，初起时即令汗出至足，可以不害内脏，四五天后可用灸法。生在腋下的叫做米疽，色赤形坚，急用细长的砭石疏朗地深刺，涂上豕膏，勿包扎，六天能愈，如果坚硬不溃的是马刀侠瘿一类，按照马刀侠瘿法急治。生在胸部的叫做井疽，形如大豆，三四天内不予医治，毒隐入腹，即成绝症，七天内可死。生在胸旁的叫做甘疽，色青如谷子和瓜蒌，常发寒热，急予退热为要，但十年后还是要死，死后方才溃脓。生在胁部的叫做败疵，多属妇女病，误用灸法可以变成大痈，此症内有生肉像赤小豆，当用连翘草根和赤松子根各一升，以水一斗六升熬取三升，乘热饮下，饮后多加衣服坐在釜上，使汗出至足可愈。生在股胫的叫做股胫疽，外状不甚明显，但化脓后内蚀骨膜，不予急治，三十天内可死。生在尻部的叫做锐疽，色红形大坚实，不予急治，三十天内也可致死。生在股阴的叫做赤施，不急治，六十天内可死，两股同时并生的，倘不急治，十天内即死。生在膝部的叫做疵痈，疮形极大，皮色不变，坚硬如石，有寒热，勿用砭法，砭之则死，等待化软，然后砭之可救。凡痈疽生在关节、上下左右相对的都是不治之症，在阳分的一百天死，阴分的三十天就死。生在足胫的叫做兔啮，色红且深，当予急治，不治害人。生在内踝的叫做走缓，形如痈而皮色不变，常砭肿处，使寒热能退可以不死。生在足部上下的叫做四淫，状如大痈，应予急治，往往百天内可死。生在足旁的叫做厉痈，疮形不大，初起如小指，急去其黑色部分，如果不消，很快加重，再不治，百天内可死。生在足趾的叫做脱痈，色赤黑的不治，否则不死，如病不退，急予截除，不截除也不能免死。

气血凝聚而经脉流行不畅，能使阳气阻遏发热，大热不止便肉腐化脓，但不内陷，故骨髓不枯，五脏不受损害，称做痈；热重而毒陷肌肉筋骨连及五脏，使气血枯竭，因而筋骨好肉腐烂无余的，称做疽。疽的皮色不鲜明，坚如牛颈下皮；痈的皮色薄亮，以此为辨。

[**名词浅释**]《痈疽》篇：《灵枢》的篇名，专论外疡症并及治法。

骨空：骨节交会的空隙处，《内经》另有《骨空论》。

豕膏：即炼净的猪油。《类经》记载："万氏方有治肺热暴喑者，用猪脂一斤炼过，入白蜜一斤再炼，滤净冷定，不时挑服一匙即愈，若无疾服此，最能润肺润肠，即是豕膏之属。"

渊腋：足少阳经穴名，在腋下三寸。

砭石：古代取石片有锋芒的用代针刺，发展为九针中的铍针，故《玉版》篇里说："痈疽已成脓血者，其惟砭石、铍针之所取也。"铍针长四寸，阔二分半，作剑形。

[**体会**]《内经》诊治外疡，观察疮形并联系其他症状分为痈和疽两类，主要是区别阴阳虚实。后人推广其义，把风火热毒、膏粱厚味引发的，其肿高，其色赤，其痛剧烈，其皮薄亮，其脓易化，其疮口易敛，其来急而愈亦速的，都当作阳证的痈，相反地寒湿凝滞，平塌白陷，坚硬木痛，皮色不变，按之不焮热，化脓收口迟缓的，都当作阴证的疽。但《内经》不完全依

据阴阳症状定名，且其名称和后世外科书记载亦多出入，兹为便于研究，可参考《外科心法》，本人对外科甚生疏，错误地方，有待读者指正（表4）。

表4 外科疾病分类

古名	今名	部位	症状	附注
猛疽	结喉痈	颌下结喉上	红肿焮痛，厉害的堵塞咽喉，汤水不下，脓成不予排出，能向内溃穿咽喉，毒热猛烈，故古称猛疽	生在结喉两旁的，今名夹喉痈，亦称夹疽
夭疽	同	左耳后一寸三分高骨后面	初起如黍粒，渐肿如瓜，坚硬平塌，紫暗不亮，疼痛甚于其他疮毒，患此愈者极少，故称夭	生在右耳后同等部位的，今名锐毒
脑烁	脑铄	脑后入发际一寸	初起形如椒粒，坚硬紫暗，渐肿如横木，厉害的上至巅顶，下至大椎，色如烟煤，硬如牛唇，没有化脓前皮先腐烂，常流清水，肌肉冰冷，轻的木痛，重的全无痛觉	
疵痈	肩中痛	肩中央	红活高肿，厉害的痛连臂胛，口噤寒战	坚硬平塌的，今称肩中疽
米疽	腋疽，亦名疚疽	腋窝正中	初起如核，漫肿坚硬，皮色如常，经过长时期后方能破溃，转为色红微热疼痛	
井疽	同	心窝中庭穴	初如豆粒，逐渐肿痛，心躁如焚，肌热如火，自汗唇燥，大渴引冷饮，溃后往往经年不愈	
甘疽	同	乳上肉高耸处	初如谷粒色青，渐如瓜蒌色紫，坚硬疼痛，憎寒壮热	
败疵	胁痈	胁骨下软肉处	初如梅李，渐大如盆如碗，色红痛高肿	坚硬平塌，不红不热的，今称胁疽
股胫疽	附骨疽，咬骨疽，三里发	大腿外侧的为附骨疽，内侧的为咬骨疽，在足胫者为三里发	附骨疽和咬骨疽初起寒热往来，接着筋骨疼痛，不热不红，厉害的痛如锥刺，筋骨不能屈伸，化脓后外形肿胖无头，皮色不变，懂透红亮一点。三里发初肿形如牛眼，拘急冷痛，溃后出紫血，再流稀脓	李念莪注，股胫即大股，似可考虑
锐疽	鹳口疽	尻尾高骨尖处	初肿色红坚硬，溃后疮口如鹳嘴	
赤施	股阴疽	股内合缝下近阴囊旁边	坚硬漫肿木痛，溃脓极慢，收口亦不易	

续表

古名	今名	部位	症状	附注
疵痈	疵疽	膝盖	肿大如痈，皮色不变，寒热往来	色红焮肿疼痛的，今称膝痈
兔啮	足跟疽	脚跟	初肿红紫疼痛，溃后脓水淋沥，状如兔咬	
走缓	内踝疽，又名鞋带疽	内踝	坚硬漫肿，皮色不变，时作隐痛，难于行立	
四淫	同	足跗前上下	其大如痈，红肿无边沿	
厉痈	同	足跗两旁	小如枣栗，红肿疼痛	
脱痈	脱疽	足趾	未发生前，先有烦躁发热，类似消渴，日久始发，初起黄疱一点如粟，皮色紫暗，腐烂延开，五趾相传，厉害的攻到脚面，如同汤泼炎烧	也有生在手指的

由于中医的外科和内科的理论是一致的。最重要的便是辨证，而辨别阳证和阴证，尤为中医外科上的辨证纲要。兹为便于辨别，特引张赞臣中医师所拟的表（表5），以资说明。

表5　阳证、阴证辨别

	阳证	阴证
快慢	三五天，疮就成形，大了	近半个月，倘无变化
深浅	发于肤表，不起官能障碍	发于肌肉里层，推筋着骨，运动不便
肿胀	高突红肿（周围肿硬）	平塌陷下（组织虚软）
疼痛	暴肿迅速，疼痛剧烈	顽木酸楚，不觉疼痛
脓水	脓稠黏厚	脓衡淡薄
皮肤	潮红	不红
硬度	初起时坚硬，溃空后绵软	初起时不硬，疮成后坚凝如石
局部	灼热充血	焮热轻微，有些不热
性质	局限性，急性	蔓延性，慢性
预后	良性（顺）	恶性（逆）

痈疽是局部外证，中医在完整的理论体系下，依据证候的阴阳、表里、虚实、寒热进行整体疗法，或汗或下，或清或温，或消或散，或补或托，往往不用手术，单靠内服药来治愈，且有用外治法不能医愈的，通过了内服药后迅速收功。在《内经》里已开其端，在后世外科书里方剂更为繁多，这是中医中药的特点，不可忽视。

[**备注**] 败疵的药方，李念莪注："葭，菱也，翘，连翘也，二草之根俱能解毒。"今查《甲乙经》作"葭翘草根、赤松子根各一升"，是蔆翘为一种，不应强分，特改正。

[**应用**] 择要熟记，参看外科专著。

[**原文**]《灵枢·痈疽》篇曰："白眼青，黑眼小，是一逆也。内药而呕者，是二逆也。腹痛渴甚，是三逆也。肩项中不便，是四逆也。音嘶声脱，是五逆也。"

[**语译**]《灵枢·玉版》篇（误作《痈疽》篇）上说："痈疽有五项逆症，一为白眼青，黑眼小；二为服药呕吐；三为腹中痛，口大渴；四为肩项转动不便；五为声哑失音。"

[**名词浅释**]《玉版》篇：《灵枢》的篇名，因论针法而涉及逆顺症候，在玉版上面，故名。

[**体会**]《内经知要》误作《痈疽》篇，今改正。

[**原文**]《灵枢·寒热病》篇曰："身有五部，伏兔一，腓二，背三，五脏之腧四，项五。此五部有痈疽者死。"

[**语译**]《灵枢·寒热病》篇上说，人身有五部，一是膝上

六寸的伏兔穴，二是足肚，三是背部，四是五脏的输穴，五是项部，这五处生痈疽的多死。

[**名词浅释**]《寒热病》篇：《灵枢》的篇名，篇中多论杂病，因以皮寒热、肌寒热、骨寒热开始，故名。

[**体会**]以上两节都指外疡的逆症。由于中医以整体疗法为主，故极其注意全身症状。一般外疡发现肝肾阴亏，脾胃败坏和气血虚损的，都认为棘手。后来《外科正宗》推广为七恶："一、神志昏愦，心烦舌干，疮形紫黑，言语呢喃；二、身体强直，目睛斜视，疮流血水，惊悸不宁；三、形容消瘦，脓清臭秽，疮处软陷，不知疼痛；四、皮肤枯槁，鼻动声嘶，痰多喘急；五、形容惨黑，口渴囊缩；六、周身浮肿，肠鸣呕呃，大便滑泄；七、恶疮倒陷，形如剥鳝，四肢冷逆，血水自流。"

[**应用**]择要熟记。

[**原文**]《灵枢·玉版》篇曰："腹胀，身热，脉大，是一逆也，腹鸣而满，四肢清泄，其脉大，是二逆也。衄而不止，脉大，是三逆也。咳且溲血，脱形，其脉小劲，是四逆也。咳脱形，身热，脉小以疾，是谓五逆也。如是者不过十五而死矣。其腹大胀，四末满，脱形，泄甚，是一逆也。腹胀，便血，脉大时绝，是二逆也。咳溲血，形肉脱，脉搏，是三逆也。呕血，胸满引背，脉小而疾，是四逆也。咳呕，腹胀，且飧泄，其脉绝，是五逆也。如是者，不及一时而死。"

[**语译**]《灵枢·玉版》篇上说，腹内胀满，发热脉大，是逆症之一；肠鸣腹满，四肢清冷，泄泻脉大，是逆症之二；鼻

血不止，脉大，是逆症之三；咳嗽尿血，肌肉消瘦，脉小有力，是逆症之四，咳嗽形瘦，发热，脉小且数，是逆症之五。这样的病况，不出半个月就要死亡。腹大作胀，四肢浮肿，形瘦泄泻频繁，是逆症之一；腹胀，大便下血，脉大间歇，是逆症之二；咳嗽，小便尿血，形瘦脉弦劲不柔，是逆症之三；呕血胸闷牵引背部，脉小且数，是逆症之四；咳嗽呕吐，腹胀泄泻，脉伏欲绝，是逆症之五。这样的病况，不到一天就会死亡的。

[名词浅释] 一时：李念莪注为"一日之时"，意思就是一天的辰光，形容其死期的迫近。

[体会]《内经》曾提出"决死生"三字，决就是诊断，死生就是可治不可治。说明了医生在临床上对于预后诊断的重要性，也说明了医生不能把所有的疾病都治好，但指出所以不能治的理由还是医生应有的责任。本节的逆症，从"十五日死"和"不及一时而死"来看，便是不治症的例子。究竟为什么断它不治？可以概括为下列几点：一是病邪猖厥，表里俱受侵害；二是脉症不相符合；三是邪实正虚难于攻补；四是精气衰竭不能支持。基于这些原因，在当时的治疗条件下便被认为绝症了。

[应用] 必须熟记。

[原文]《素问·标本论》曰："夫病传者，心病先心痛。一日而咳，三日胁支痛，五日闭塞不通，身痛体重。三日不已死。冬夜半，夏日中。肺病喘咳，三日而胁支满痛，一日身体重痛，五日而胀，十日不已死。冬日入，夏日出。肝病头目眩，胁支满，三日体重身痛，五日而胀，三日腰脊少腹胫酸，三日不已

死。冬日入，夏早食。脾病身痛体重，一日而胀，二日少腹腰脊痛，胻酸，三日背胠筋痛，小便闭，十日不已死。冬入定，夏晏食。肾病少腹腰脊痛，胻酸，三日背胠筋痛，小便闭，三日腹胀，三日两胁支痛，三日不已死。冬大晨，夏晏晡。胃病胀满，五日少腹腰脊痛，胻酸，三日背胠筋痛，小便闭，五日身体重，六日不已死。冬夜半后，夏日昳。膀胱病小便闭，五日少腹胀，腰脊痛胻酸，一日腹胀，一日身体痛，二日不已死。冬鸡鸣，夏下晡。"

［**名词浅释**］《标本病传论》:《素问》的篇名，前半叙述病的标本，后半叙述病的传变，故合而为名。《内经知要》作《标本论》是错误的。

［**体会**］本节是指疾病过程的传变。类似于现在所说的合并症。由于病邪走窜，无法控制，产生各种恶化现象，以及影响体力衰竭而死。

［**补充**］《灵枢》有《病传》篇，用意相同，文字稍异，可作注释："病先发于心，一日而之（到的意思）肺，三日而之肝，五日而之脾，三日不已死；病先发于肺，三日而之肝，一日而之脾，五日而之胃，十日不已死；病先发于肝，三日而之脾，五日而之胃，三日而之肾，三日不已死；病先发于脾，一日而之胃，二日而之肾，三日而之膂、膀胱，十日不已死；病先发于肾，三日而之膂、膀胱，三日而之心，三日而之小肠，三日不已死；病先发于胃，五日而之肾，三日而之膂、膀胱，五日而上之心，二日不已死；病先发于膀胱，五日而之肾，一日而之小肠，一日而之心，二日不已死。"

[应用] 略记大意。

[原文]《灵枢·经脉》篇曰:"手太阴气绝,则皮毛焦。太阴者,行气温于皮毛者也,故气不荣,则皮毛焦,皮毛焦,则津液去皮节,津液去皮节者,是爪枯毛折,毛折者,则毛先死。丙笃丁死,火胜金也。手少阴气绝,则脉不通,脉不通,则血不流,血不流,则髦色不泽,故其面黑如漆柴者,血先死。壬笃癸死,水胜火也。足太阴气绝,则脉不荣肌肉,唇舌者,肌肉之本也,脉不荣,则肌肉软,肌肉软,则舌痿人中满,人中满,则唇反,唇反者,肉先死。甲笃乙死,木胜土也。足少阴气绝,则骨枯,少阴者,冬脉也,伏行而濡骨髓者也,故骨不濡,则肉不能著也,骨肉不相亲,则肉软却,肉软却,故齿长而垢,发无泽,发无泽者,骨先死。戊笃己死,土胜水也。足厥阴气绝,则筋绝,厥阴者,肝脉也,肝者,筋之合也,筋者,聚于阴器,而脉络于舌本也,故脉弗荣,则筋急,筋急则引舌与卵,故唇青舌卷卵缩,则筋先死。庚笃辛死,金胜木也。五阴气俱绝,则目系转,转则目运。目运者,为志先死,志先死,则远一日半死矣。六阳气绝,则阴与阳相离,离则腠理发泄,绝汗乃出。故旦占夕死,夕占旦死。"

[语译]《灵枢·经脉》篇上说,(上略)五脏的阴气衰竭,目系像转绳一样地收缩,故视物晕眩,此时神志已散,隔了一天半便要死亡。六腑的阳气衰竭,阴和阳两者脱离,故皮肤不固,绝汗随出,早上见了可以断他当夜死,夜间见了可以断他明天早上死。

［**名词浅释**］绝汗：汗出如珠子大，凝滞不流，浑身黏湿，同时发现气喘张口、目瞪欲脱、小便不禁等垂死症状。

［**体会**］本节指六经和脏腑的虚脱证。六经包括气血而言，五脏属阴故称阴气，六腑为阳故称阳气，实际都指精气。

［**应用**］略记大意。

［**原文**］《素问·阴阳类论》曰："冬三月之病，病合于阳者，至春正月，脉有死征，皆归出春。冬三月之病，在理已尽，草与柳叶皆杀。春阴阳皆绝，期在孟春。春三月之病，曰阳杀，阴阳皆绝，期在草干。夏三月之病，至阴不过十日，阴阳交，期在濂水。秋三月之病，三阳俱起，不治自已，阴阳交合者，立不能坐，坐不能起。三阳独至，期在石水。二阴独至，期在盛水。"

［**语译**］《素问·阴阳类论》（略）。

［**名词浅释**］《阴阳类论》：《素问》的篇名，文内有"三阳为父，二阳为卫，一阳为纪，三阴为母，二阴为雌，一阴为独使"，说明三阳三阴内外，雌雄的相合，故称类。

濂水：指河水澄清的时候，即秋天。

石水：这里指水坚如石，即冬天结冰时期，与病名的石水无关。

盛水：指正月雨水节而言，即早春。

［**体会**］本节论一般病的死期，主要是以疾病和季节的阴阳消长的制约关系，作为诊断的标准。例如阴虚阳旺的不能适应夏令炎热，阳虚阴旺的不能适应冬令严寒，病多转重致死。

［应用］略记大意。

［原文］《素问·诊要经终论》曰："太阳之脉，其终也，戴眼，反折，瘛疭，其色白，绝汗乃出，出则死矣。少阳终者，耳聋，百节瘛纵，目睘绝系，绝系一日半死，其死也，色先青，白乃死矣。阳明终者，口目动作，善惊，妄言，色黄，其上下经盛，不仁则终矣。少阴终者，面黑，齿长而垢，腹胀闭，上下不通而终矣。太阴终者，腹胀闭，不得息，善噫，善呕，呕则逆，逆则面赤，不逆则上下不通，不通则面黑，皮毛焦而终矣。厥阴终者，中热，嗌干，善溺，心烦，甚则舌卷，卵上缩而终矣。"

［语译］《素问·诊要经终论》上说，六经的临终现象，太阳是目睛仰视，不能转动，脊背反张，四肢抽搐，面色㿠白，绝汗随出，见到绝汗出便死了；少阳是耳聋，四肢百节松弛无力，两目直视，目系强直，不能自转，一天半内可以死亡，在死亡前面色先青变白；阳明是口眼牵动，惊惕妄言，面色黄，在头颈手足阳明经脉所过地方多呈紧张状态，再见到麻木不仁便死；少阴是面色黧黑，齿长垢秽，腹胀便闭，上下不通而死，太阴是腹胀便闭，呼吸困难，噫气呕吐，呕则气逆而赤，气不逆的则上下不通，面黑、皮毛憔悴而死；厥阴是内热咽干，小便频数，烦心，最后舌卷、睾丸上缩而死。

［名词浅释］《诊要经终论》:《素问》的篇名，叙述诊脉的重要和六经的败绝，合为一篇。

戴眼：目上视而不转。

瘛疭：肢屈叫瘛，肢伸叫疭，瘛疭即抽搐。

目睘：惊视的样子。

[**体会**] 本节是指六经的绝症，根本败坏，机能停止，故死。

以上五节都属预后不良症，但从现在来看，并不是完全束手无策的，特别在中西医合作下各尽所长，有许多类似病便得到转危为安，这当然是跟着历史发展而医学也得到了进一步的成就。然而不是说古代认为不治的，在今天完全可以解决，因此我们还要把前人所指出的深入地研究，并且我们有信心来创造社会主义的民族性的新医学，终有一天会把这些缺陷填平，更好地保障人民健康。

[**应用**] 必须熟记。